Docteur C. LAURENT

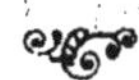

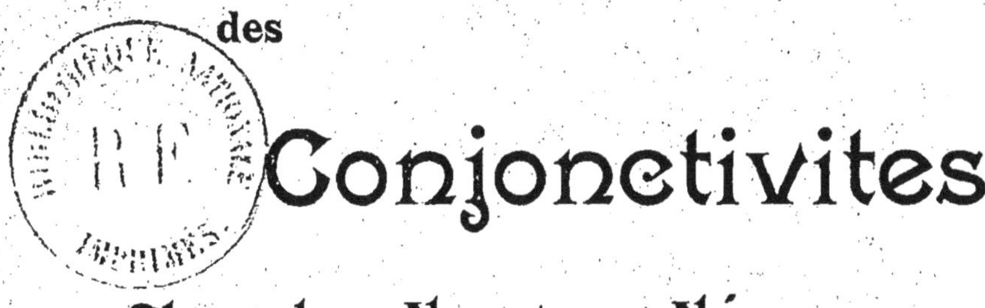

Prophylaxie des Conjonctivites Chez les Nouveau-Nés En particulier par l'Argyrol

TOULOUSE
CH. DIRION, LIBRAIRE-ÉDITEUR
50, RUE SAINT-ROME, 50

1905

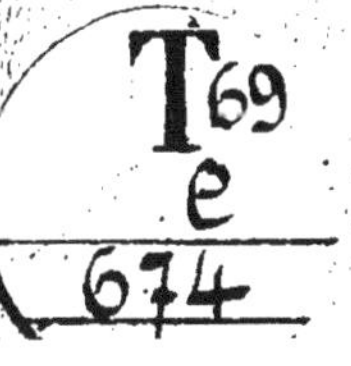

Docteur C. LAURENT

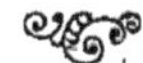

Prophylaxie des Conjonctivites

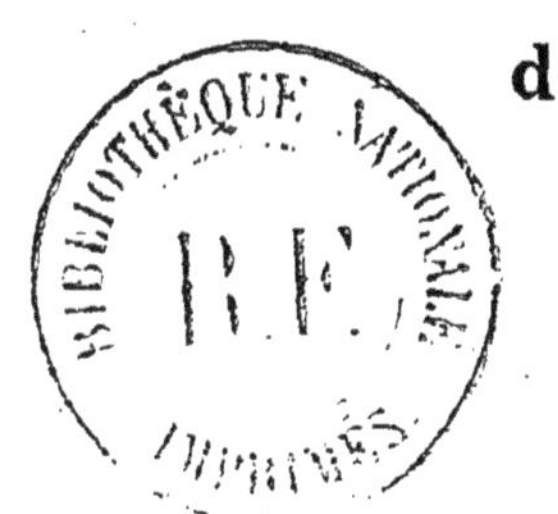

Chez les Nouveau-Nés

En particulier par l'Argyrol

TOULOUSE
CH. DIRION, LIBRAIRE-ÉDITEUR
50, RUE SAINT-ROME, 50

1905

PRÉFACE

Avant d'aborder notre sujet, nous tenons, non seulement pour nous conformer à une vieille coutume, mais encore parce qu'il nous est très agréable de le faire, à remercier nos Maîtres de la Faculté et des Hôpitaux.

Nous donnerons la première place à M. le Professeur Audebert, dont le nom restera toujours gravé dans notre mémoire. Il fut pour nous, pendant notre stage hospitalier à la Clinique obstétricale, un Maître des plus savants et des plus aimables. Nous lui adressons tout le témoignage de notre gratitude pour les conseils qu'il nous a toujours prodigués, et, en particulier, pour le soin qu'il a mis à nous aider dans la composition du travail qu'il nous inspira. Il nous fait encore aujourd'hui l'honneur d'accepter la présidence de notre thèse, et nous en sommes aussi fier que reconnaissant.

M. le Docteur Bousquet, Professeur de clinique chirurgicale à l'Ecole de médecine de Clermont-Ferrand, a dirigé nos premiers pas dans l'art chirurgical, et nous ne devons que nous louer d'avoir suivi ses intéressantes leçons cliniques. Son enseignement précis et essentiellement pratique sera pour nous un puissant secours dans le soin que nous aurons à apporter à nos malades. Nous le remercions donc particulièrement de ce qu'il a fait pour nous pendant notre séjour à Clermont.

M. le Docteur Bézy, Professeur de clinique infantile, et M. le Docteur Audry, Professeur de clinique dermatologique, ont été pour nous des Maîtres dévoués. Nous avons gardé, le plus possible, le souvenir de leurs leçons, et nous les assurons de toute notre reconnaissance.

Que M. le Docteur Rémond, Professeur de clinique psycho-pathologique, veuille bien croire à toute notre sympathie et à notre dévouement. Non seulement nous avons été heureux d'assister à ses leçons si intéressantes, mais encore nous avons pu apprécier les conseils dont il a toujours été prodigue à notre égard.

Nous voulons adresser aussi nos sincères remerciements à M. le Docteur Billard, Professeur de physiologie à l'Ecole de médecine de Clermont ; à M. le Docteur Gilles, chef de clinique obstétricale, et à notre ami le Docteur Lasaïgues, qui nous ont toujours prouvé leur entier dévouement.

Enfin, qu'il nous soit permis, en cette circonstance, de ne pas oublier nos amis. En eux, nous avons toujours trouvé la franchise et la confiance.

Ils furent toujours les confidents aimables et sûrs que l'on aime rencontrer dans la vie.

C'est avec un bien vif regret que nous nous voyons obligé de les quitter ; mais, à tous, nous leur disons : *Au revoir,* et nous nous promettons bien, si nous les rencontrons au cours de notre existence, de rester pour eux l'ami sincère que nous sommes aujourd'hui.

INTRODUCTION

Avant d'aborder notre sujet, il nous semble qu'il serait peut-être intéressant de faire une courte étude sur l'ophtalmie à travers les âges. Vers le deuxième siècle, les expéditions romaines en Gaule furent victimes d'ophtalmies purulentes.

Les médecins oculistes de cette époque se servaient de remèdes secrets, ordonnés et préparés par eux. Ils y apposaient des cachets, sorte de marque de fabrique. Ces remèdes étaient : tantôt une pierre verdâtre, sur les quatre faces de laquelle étaient gravées des formules différentes ; tantôt des collyres liquides, fort rares, il est vrai, appelés *pixina*, et dans lesquels le cachet était imprimé sur le *pixis* ou vase qui les contenait.

Les collyres généralement employés étaient d'abord ceux de Magillius.

Dans le *dialepidos*, le principe actif était la squame de cuivre.

Magillius l'employait contre les cicatrices de la cornée transparente.

Il y avait le *collyre thurinum* à base d'encens safrané ; le *collyre au vinaigre* employé contre les cicatrices invétérées de la cornée ; le *collyre aux squames de cuivre safranées.*

Galien nous apprend que Gallius Sextus avait aussi ses collyres personnels. Nous rencontrons, en effet, le *collyre sfragis* contre les granulations des paupières; le *collyre penicillus* ou éponge douce employée comme agent de lavage et véhicule des collyres liquides.

Le *collyre estampillé* contre la période de l'inflammation aiguë de l'ophtalmie, avant qu'il ne soit survenu de sécrétions muqueuses ; et, enfin, le *collyre divin* employé contre les granulations des paupières.

Les oculistes romains mêlaient aussi, à leur collyre, des poudres inertes, des gommes pour leur donner une forme solide.

Ces collyres servaient ensuite à oindre et à frictionner les paupières et l'arcade sourcilière. Les lotions chaudes étaient connues sous forme d'applications de lait employé même souvent seul comme collyre.

En fait de pommade, la médecine ancienne possédait des collyres solides, que l'on faisait ramollir au feu.

Quoi qu'il en soit, les médecins du deuxième siècle connaissaient déjà la suggestion qu'un nom pompeux peut avoir sur le public; aussi affublaient-ils leurs remèdes de mots qui faisaient impression sur le vulgaire : tels que *panacée, inestimable, divin.*

Et, en France, Louis IX s'épouvante, le premier, du véritable fléau produit par les conjonctivites. Les soins hygiéniques donnés aux femmes enceintes et aux accouchées étaient non seulement très minimes, mais encore les quelques conseils que pouvaient prodiguer les accoucheurs de l'époque étaient aussi incompris que mal suivis. A cette époque *ante-antiseptique,* on comprend facilement que les nouveau-nés devaient récolter, à leur passage à travers les organes génitaux, tant internes qu'externes, la kyrielle des microbes qui, quoique inconnus, n'en existaient pas moins.

Les cas de cécité devenaient si nombreux, que le roi lui-même s'en émut et fit paraître des édits pour tâcher d'enrayer le fléau.

Plus tard, des philanthropes, tels que l'abbé de l'Epée, créèrent des instituts pour les aveugles. On s'efforça de remplacer leur vue disparue par l'exagération de la sensibilité tactile; et il ne fut pas rare, dès lors, de voir des malheureux, atteints de cécité, devenir des savants ou des artistes.

De quels génies l'humanité aurait-elle été

enrichie si ces hommes avaient joui du sens de la vue, qui est, par excellence, celui de l'éducation?

Mais bientôt, avec l'antisépsie, la thérapeutique oculaire fit d'énormes progrès ; et cependant, même en pleine ère antiseptique, on enregistre encore malheureusement trop de cas de conjonctivites chez les nouveau-nés.

Aussi, chaque fois qu'il se présente au médecin l'occasion d'expérimenter un nouveau médicament donné sur des bases sérieuses, ne doit-il pas hésiter.

Nous avons eu le bonheur de voir employer, dans le service de clinique obstétricale de la Faculté de médecine de Toulouse, l'*Argyrol*, comme médicament, dans le traitement prophylactique des conjonctivites chez les nouveau-nés.

Il nous semble que nous ne devons pas hésiter à faire paraître, au grand jour, l'étude que nous avons faite sur ce médicament en l'accompagnant de notre statistique.

La vue est, en effet, un sens si précieux, la cécité une infirmité si triste, la situation des aveugles est si lamentable, que nous considérons comme un devoir de faire connaître tous les remèdes que nous croyons être en progrès sur leurs aînés.

DIVISION DU SUJET

Nous diviserons notre sujet de la façon suivante : Dans un premier chapitre, nous essaierons de montrer les différents modes de contamination, par les différents agents pathogènes des conjonctivites des nouveau-nés, et, par suite, la nécessité de l'antisepsie oculaire.

Nous passerons ensuite en revue les différents antiseptiques prophylactiques des conjonctivites des nouveau-nés.

Nous présenterons, dans un troisième chapitre, l'*Argyrol*. Nous dirons ce que nous savons sur sa composition chimique, ses propriétés bactéricides et physiologiques et la façon de l'employer.

Nous terminerons par la statistique des nouveau-nés à qui l'*Argyrol* a été appliqué comme traitement prophylactique des conjonctivites.

CHAPITRE PREMIER

L'ophtalmie purulente est surtout fréquente dans les Maternités, où l'on reçoit beaucoup de femmes malpropres, atteintes d'écoulements contagieux. Elle est excessivement grave ; elle amène souvent la cécité (perte de la vue), et la plupart des aveugles doivent leur infirmité à cette terrible maladie. Sa cause la plus fréquente se trouve dans les écoulements vaginaux, dans les pertes blanches contagieuses dont certaines femmes sont atteintes.

Ces sécrétions morbides contiennent des organismes inférieurs, des microbes qu'on retrouve dans le pus de l'ophtalmie.

Les germes qui peuvent causer l'ophtalmie purulente sont de diverses espèces et possèdent une virulence plus ou moins grande.

Le *gonocoque* paraît le plus commun et le plus dangereux ; mais il n'est pas le seul, et nous pouvons trouver aussi le *staphylocoque doré*, le *pneumocoque*, le *bacille diphtérique de Lœfler* et, beaucoup plus rarement, des *streptocoques*, des *bacilles de Wecks* ou même des *sarcines*.

La virulence de ces différents microbes est variable ; et, cliniquement, les cas les plus graves sont dus aux streptocoques purs ou associés aux gonocoques ou à certains bacilles (surtout le Lœfler). Le gonocoque seul est moins dangereux et fournit des conjonctivites en général plus bénignes que lorsqu'il est associé.

L'examen bactériologique est donc important pour le pronostic.

Le mode d'infection oculaire de l'enfant au moment de son passage à travers les organes pelviens est sous la dépendance de causes bien différentes, mais qui concourent toutes au même but : à l'entrée du microbe.

La contamination dépend d'abord de la présentation même de l'enfant. Et ainsi de même qu'un enfant du sexe féminin, qui se présentera par le siège, pourra contracter une vulvite, de même un enfant, en présentation du sommet et surtout de la face, pourra contracter une conjonctivite.

Dans un cas comme dans l'autre, la muqueuse de l'enfant peut se trouver en contact et en contact prolongé avec la muqueuse maternelle, qui peut être infectée.

Aussi, la contamination dépend-elle beaucoup de la durée du travail, et surtout de la durée de la période d'expulsion. En effet, lorsque la tête fœtale arrive au plancher périnéal, si l'expulsion tarde à se faire, on peut observer à chaque contraction maternelle des mouvements de propulsion de la tête et ensuite des mouvements de recul lorsque la contraction cesse.

Quoi de plus favorable à la contamination que ce mouvement de va-et-vient. Les paupières, qui restent fermées lorsque la tête progresse, ont, au contraire, par leur frottement sur la muqueuse vaginale, tendance à s'ouvrir lorsque la tête régresse. Dès lors, la muqueuse de l'enfant et de la mère sont au contact, et plus ce contact est long et répété, plus les chances d'infection sont grandes.

L'état de l'enfant, à sa naissance, est aussi à considérer. Si un enfant est chétif, il sera un bien meilleur terrain pour laisser se développer les microbes qu'il aura recueillis à son entrée dans ce monde. Sa résistance sera très affaiblie ; et, dans ces conditions, si la prophylaxie n'a pas été très bien faite, si les chances d'infections ont été grandes, on a tout à redouter.

Le vagin, aseptique à la naissance, ne tarde pas à se laisser envahir par la flore microbienne. D'après Wahle, les microbes y feraient leur apparition douze heures après la naissance. La grande étendue de la muqueuse vulvo-vaginale, sa délicatesse, ses anfractuosités, ses replis, le fréquent entre-bâillement de la fente génitale, nous font comprendre la facile pénétration des germes et leur pullulation, malgré l'acidité du milieu qui nuit à certains d'entre eux. Dès lors, même pour ceux à qui le milieu est le plus défavorable *(streptocoque, staphylocoque)*, la moindre cause, l'absence de soins intimes, suffit pour exalter leur virulence.

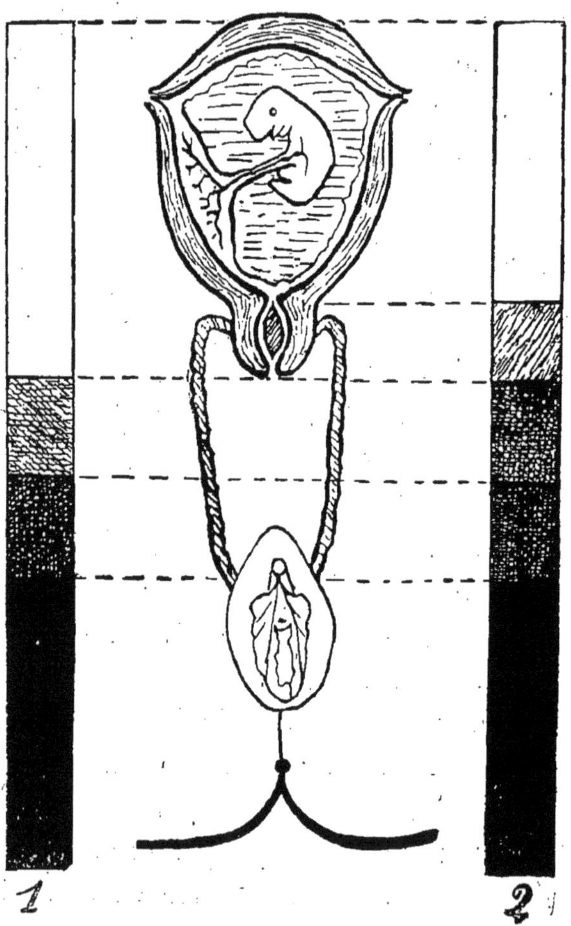

Schéma montrant la richesse de la flore bactérienne suivant les différents étages du tractus génital.

(Les parties les plus ombrées [périnée et vulve] sont les plus riches en micro-organisme ; les teintes dégradées indiquent des régions moins peuplées ; les parties blanches sont stériles).

La colonne 1 représente le système génital des *primipares* dont le canal cervical fermé en bas est ordinairement stérile ; tandis que chez les *multipares* (colonne 2), en raison de l'ouverture de l'orifice externe, le col est habité par quelques colonies microbiennes.

Le schéma ci-contre, que nous avons emprunté à notre Maître, M. le Professeur Audebert, représente très bien la flore microbienne chez une femme saine. On peut se rendre compte que cette flore est étendue à toute la hauteur du tractus génital.

« On y voit, dit le Professeur Audebert, que « les germes pathogènes sont particulièrement « abondants au niveau de la vulve et du périnée ; « qu'ils présentent aussi une réelle richesse dans « le vagin, surtout dans la zone inférieure, mal- « gré l'action destructive du mucus vaginal agis- « sant par son activité propre, ou, comme le « veut Dœderlein, par la présence des *Scheiden-* « *bacillen ;* enfin, remontant plus haut, on cons- « tate que la limite de l'invasion bactérienne se « trouve dans la région du col, au niveau de l'ori- « fice externe chez les primipares, au niveau de « l'orifice interne chez les multipares, et que, par « conséquent, la cavité utérine elle-même est or- « dinairement stérile. Quant au bouchon gélati- « neux, il ne renferme jamais de microbes, soit « qu'il les tue (Dœderlein), soit qu'il constitue « pour eux un mauvais terrain de développement « (Walthard) et qu'il arrête leur expansion à la « façon d'une barrière naturelle. Sous ce rapport, « son rôle serait comparable à celui du tampon « de coton que l'on place à l'intérieur des tubes « de culture pour en obturer l'orifice et préserver « le contenu des germes extérieurs. »

Avec un vagin peuplé de microbes, on comprendra que le mode de rupture de la poche des eaux est un facteur très important de l'infection amniotique et, par conséquent, de la contagion oculaire du fœtus. Lorsque la rupture des membranes se produit prématurément ou qu'on est obligé, pour une raison quelconque, de la produire artificiellement, plus alors le travail est long, plus les chances d'infection et, par conséquent, de contamination oculaire sont grandes. Le liquide amniotique, loin de balayer les microbes qui sont sur son passage, leur sert, au contraire, d'échelle en leur fournissant un excellent milieu de culture.

Nous devons signaler aussi la lenteur du travail comme cause favorisant l'infection. Ruptures prématurées des membranes et lenteur du travail sont, d'ailleurs, deux phénomènes connexes qui s'ajoutent pour aboutir au même résultat : l'infection.

En effet, plus le travail est long lorsque la poche des eaux est rompue, plus l'accès des microbes est facile et la contagion probable.

Peuplé naturellement de microbes qui, d'ordinaire, restent inoffensifs, le vagin peut être contagionné. La vulve, en particulier, est souvent l'habitat du gonocoque et de beaucoup d'autres microbes également nocifs ; et la contagion, une fois établie, les glandes sébacées des petites lèvres et de la vulve, les replis de la muqueuse vaginale, la perméabilité du col de l'utérus, l'orifice du canal uréthral, la température du milieu, tout favorise la culture intensive du microbe.

Il est donc de première nécessité de donner, à toute femme qui doit accoucher, des soins antiseptiques très rigoureux. Il faut d'abord qu'elle prenne des bains fréquents pour entretenir la propreté générale du corps. Il faut surtout qu'elle soigne ses organes génitaux, qu'elle prenne des injections vaginales fréquentes.

Si, chez une femme, on trouve de la leucorrhée, des granulations sur les parois du vagin, un traitement spécial est nécessaire. Il faut alors ordonner des injections vaginales au sublimé, 0 gr. 25 p. 1,000 ou au permanganate de potasse, 1 gr. pour 1,000.

Un certain soin doit être apporté dans la manière de donner ces injections. C'est d'abord la vulve qui doit être savonnée avec la solution antiseptique employée ; puis, en donnant l'injection elle-même, il faut fermer l'orifice vulvaire pour permettre à l'injection de dilater les replis de la muqueuse vaginale et de se mettre en contact avec toute la surface de cette muqueuse ; et, enfin, avec l'index et le majeur, il faut balayer la muqueuse vaginale pendant l'écoulement de l'injection.

Un autre procédé, tombé un peu en désuétude, consistait à bourrer la cavité vaginale avec des tampons de gaz antiseptique, mais ce procédé a le grand défaut d'irriter la muqueuse vaginale.

A la clinique d'accouchement de la Faculté de Toulouse, M. le Professeur Audebert fait appliquer le traitement à la levure de bière.

On délaie une cuillerée de levure de bière dans un ou deux litres d'eau, que l'on donne en injection vaginale, puis on laisse à demeure un tampon de coton hydrophile imbibé de levure de bière délayée dans un peu d'eau.

Ce traitement donne des résultats très bons et rapides.

S'il ne faut rien négliger pour éviter la contamination oculaire du fœtus pendant son passage à travers les organes maternels, on n'est jamais absolument sûr, malgré tous les soins qu'on a pu donner à la mère, que le milieu est suffisamment aseptique. Il suffit d'un repli de la muqueuse pour dissimuler toute une colonie de microbes.

De plus, combien d'accouchements se font dans de mauvaises conditions ! Que de femmes accouchent sans avoir reçu aucun soin particulier !

Dans ces conditions, il est donc de la plus grande nécessité d'appliquer un traitement prophylactique à l'enfant lui-même. Ce traitement sera pour combattre les ophtalmies primitives, c'est-à-dire celles qui se déclarent dans les quarante-huit heures après la naissance et qui sont produites par une des causes que nous venons d'énumérer ; mais il est bien entendu qu'il ne faut pas incriminer le médicament employé comme prophylactique lorsqu'il survient une conjonctivite secondaire, conjonctivite qui se déclare le quatrième, cinquième, sixième jour après la naissance et qui est le résultat d'un contage par les objets extérieurs (linge, literie, mains de la mère ou de personnes étrangères, etc...).

CHAPITRE II

Dès la naissance de l'enfant, avant même de sectionner le cordon, il est prudent d'essuyer soigneusement le bord libre des paupières, d'abord, et ensuite l'œil externe tout entier, avec un tampon de coton imbibé d'eau boriquée, d'eau bouillie, ou encore d'une solution au bichlorure de mercure. C'est, en effet, aussitôt après la naissance, que l'infection se fait le plus souvent.

« L'enfant a emporté, de son passage à travers « le conduit vaginal, de la matière septique accu- « mulée en grande quantité à la base de ses cils : « le battement des paupières lorsqu'il ouvre les « yeux, ou même un lavage mal combiné — et « cela est fréquent à la première toilette — font « pénétrer cette matière dans la cavité conjonc- « tivale, et l'infection est créée. » (Valude.)

Ce mode d'infection est parfaitement démontré

par cette circonstance que l'ophtalmie éclate généralement du troisième au cinquième jour, et on sait que ce temps est nécessaire à l'incubation de l'agent infectieux.

Après avoir essuyé soigneusement l'œil du nouveau-né, il y a encore nécessité de compléter le traitement prophylactique de la conjonctivite — avant la section du cordon pour les uns, après seulement pour d'autres — par l'introduction, dans l'œil du nouveau-né, d'un antiseptique (1) qui puisse, sans nuire à l'organe, détruire les microbes qui, malgré tous les soins précédents, auraient pu s'y introduire.

Chlorure de chaux. — Nombreux sont les produits qui ont été employés. Nous ne parlerons que de quelques-uns ; nous citerons simplement le chlorure de chaux qui est caustique et inconstant et ne se conserve pas à la lumière.

L'acide picrique employé par Pinard, en solution à 5 p. 100, nous paraît un trop faible antiseptique pour donner une grande confiance.

Jus de citron. — Le jus de citron a eu aussi une certaine vogue et est encore l'enfant chéri des sages-femmes ; mais si on n'a rien à redouter de lui comme causticité, son faible pouvoir antiseptique nous empêche de pouvoir compter sur lui.

(1) Œshausen a dressé une double statistique des ophtalmies survenues dans les deux cas.

Désinfection après la section du cordon : 8,8 °/₀ d'ophtalmies.

Désinfection avant la section du cordon : 3,6 °/₀ d'ophtalmies.

Permanganate de potasse. — Le permanganate de potasse, assez souvent employé, agit assez bien, mais d'une façon trop irrégulière. Il s'emploie en irrigation (1), et cette irrigation de l'œil, pour être faite d'une façon convenable, présente une certaine difficulté ; c'est un gros inconvénient. Il faut se servir d'un instrument spécial qui, en des mains inhabiles, peut amener la perforation de l'œil. Cet instrument, inventé par Kalt *(laveur de Kalt)*, ressemble à un spéculum de Fergusson en miniature. Une fois placé, il est maintenu par les paupières et a ainsi l'avantage de rester en place ; mais les oculistes n'aiment guère se servir du laveur parce qu'il blesse toujours plus ou moins l'organe.

Le permanganate de potasse, employé ainsi avec le laveur de Kalt, peut donner de bons résultats.

Toutefois, le traitement prophylactique des conjonctivites demande, avant tout, d'être simple à l'extrême et d'être accessible aux gens les moins attentifs et les plus négligents ; or, les irrigations au permanganate de potasse demandent trop de soins pour être efficaces, et il serait imprudent de compter sur la majorité de ceux ou de celles qui pratiquent les accouchements pour une telle besogne.

Bleu de méthylène. — C'est à Stilling (de Stras-

(1) On l'emploie également et généralement en simple lavage externe.

bourg) que revient l'honneur d'avoir remarqué, le premier, sous le microscope (les couleurs d'aniline étaient alors employées comme simple colorant), que les bactéries plongées dans une solution de couleur d'aniline absorbent la matière colorante qui les immobilise, et si la solution est assez concentrée, les tue.

Plus tard, Jeanick, par ses expériences, a confirmé la même idée.

Les expériences entreprises par Brandeberg, Eraud et Hugounenq particulièrement, sur l'action bactéricide du bleu de méthylène, démontrent qu'il empêche le développement des microbes et atténue leur virulence ; mais la vitalité des germes n'est influencée que lorsqu'on emploie des solutions concentrées et qu'on prolonge le contact.

Depuis, plusieurs auteurs ont étudié de nouveau cette substance, mais tous ne sont pas arrivés aux mêmes conclusions, parce que le produit expérimenté n'était pas toujours identique à lui-même ; en effet, il est assez difficile de se procurer du bleu de méthylène absolument pur.

Comment, dès lors, pourrait-on mettre sa confiance en une substance dont la composition peut varier, et avec elle, par conséquent, ses pouvoirs microbicides? D'ailleurs, le bleu de méthylène, employé par M. le Professeur Audebert dans son service, ne lui a pas donné de résultat satisfaisant ; il a même eu à déplorer un cas de cécité survenu pendant la courte période où ce médicament était en usage.

Iodoforme. — L'iodoforme a donné de très bons résultats dans les services de MM. Tarnier et Bar. C'est le Docteur Valude qui a expérimenté l'iodoforme dans ces services, comptant trouver en lui un traitement prophylactique simple, facile, sûr, et qui ne présente pas les inconvénients de la méthode de Crédé. Son emploi est assez facile. Dès la naissance et avant la section du cordon (à moins de circonstances particulières telles que l'asphyxie du nouveau-né, par exemple), il faut essuyer doucement les paupières de l'enfant avec un tampon de ouate imprégné ou non d'une solution antiseptique. Après avoir ainsi débarrassé les cils et les bords palpébraux de leur matière grasse, il faut écarter les paupières et insuffler une certaine quantité de poudre d'iodoforme très finement porphyrisée.

L'emploi de l'iodoforme ne donne lieu à aucune réaction conjonctivale comme avec le nitrate d'argent. Cette substance est, de plus, inaltérable et impossible à confondre avec une autre ; elle peut être également laissée sans danger aux mains des sages-femmes.

Mais toutes ses qualités ne peuvent compenser un défaut très gênant : celui de répandre une odeur tout à fait désagréable.

D'ailleurs, son mode d'emploi, très simple en

apparence, cache des difficultés dont leur ignorance pourrait coûter cher aux malheureux enfants soumis à son traitement. Bien moins encore que les solutions, la poudre d'iodoforme est facile à répandre et à faire pénétrer partout. Quelle sécurité peut-on avoir sur sa pénétration dans les culs-de-sac? L'insufflation projette la poudre d'iodoforme sur les surfaces qui sont à découvert, mais les replis des culs-de-sac conjonctivaux risquent beaucoup de ne pas recevoir l'antiseptique qui leur est destiné. Dans ces conditions, le loup peut être enfermé dans la bergerie, et le berger est endormi. Le microbe peut se cultiver d'une façon latente, et, un beau jour, la terrible ophtalmie éclate d'une façon soudaine autant qu'imprévue. Employé déjà par son prédécesseur, M. le Professeur Audebert s'est servi de l'iodoforme dans sa clinique, mais il a dû l'abandonner à cause de ses multiples inconvénients.

Nitrate d'argent. — Ce ne fut qu'au siècle dernier que Saint-Yves introduisit le nitrate d'argent dans la thérapeutique oculaire. Ce sel étant d'une grande causticité, son emploi se généralisa assez lentement. On éprouvait, en effet, des craintes bien légitimes à introduire ce caustique dans l'œil enflammé déjà d'un nouveau-né.

Cette crainte n'était d'ailleurs pas dénuée de tout fondement, et nous connaissons suffisamment les accidents que son administration, même réservée, détermine sur la conjonctive d'un œil sain. Une irritation violente se fait sentir assez fréquemment, irritation qui peut donner le change et faire croire à une conjonctivite microbienne, surtout lorsqu'il est employé par des mains inhabiles.

Ce ne fut que par l'emploi qu'en firent des praticiens ophtalmologistes distingués, tel que Crédé à qui nous devons la vulgarisation de ce médicament dans la prophylaxie des conjonctivites des nouveau-nés, que le nitrate se révéla d'une grande supériorité et que les instillations et cautérisations, avec une solution de ce sel, devinrent le traitement classique des diverses inflammations de la conjonctive.

Les solutions généralement employées furent celles à 1/4, 1/2, 1, 2 et 3 pour 100. La causticité de ce sel empêchait l'emploi d'une solution plus forte, emploi dont le besoin ne se faisait d'ailleurs pas sentir, car, en touchant plus ou moins énergiquement et plus ou moins souvent la muqueuse conjonctivale enflammée, on peut toujours rendre l'action de la cautérisation plus ou moins intense. D'ailleurs, même avec des solutions assez faibles, les accidents d'irritation n'étaient point rares, si bien que Fuchs avait donné comme conseil pratique : « De ne jamais cautériser le soir, car, les paupières restant fermées après la cautérisation, toute la masse sécrétée restait, pendant le sommeil, dans le cul-de-sac conjonctival et y déterminait un surcroît d'irritation. »

De quelle difficulté doit être alors la cautérisation de l'œil d'un nouveau-né à qui la douleur, provoquée tant par l'inflammation microbienne de sa conjonctive que par la causticité du médicament, oblige à tenir les paupières closes d'une façon constante.

Force était donc, devant ces inconvénients, d'espacer, le plus possible, les cautérisations et, par conséquent, de laisser le champ libre, en quelque sorte, à la culture du microbe qui, profitant de l'irritation ancienne, envahissait plus facilement la muqueuse conjonctivale et la désorganisait. Restait seule, comme prophylaxie entre les cautérisations espacées, l'hygiène de l'œil, c'est-à-dire des lavages fréquents à l'eau boriquée ou à l'eau bouillie avec l'application de compresses (non occlusives) imbibées de ces mêmes solutions, application qui empêchait l'action d'un air plus ou moins vicié, des poussières et microbes que véhicule l'atmosphère et qui avait l'avantage de préserver l'œil resté sain de la contagion par voisinage avec l'œil malade.

Mode d'emploi. — Deux méthodes principales sont surtout employées dans l'administration du nitrate d'argent comme traitement prophylactique des conjonctivites chez les nouveau-nés.

L'une de ces méthodes consiste à cautériser la conjonctive avec un pinceau imprégné de la solution au nitrate d'argent. Pour cela, il serait utile de renverser la paupière supérieure, chose qui n'est point toujours très facile. En effet, dans les conjonctivites à gonocoques, plus que dans les autres, le gonflement des paupières et le chémosis sont tels que tout attouchement de l'œil malade est particulièrement douloureux. Si donc on a affaire à un bébé de quelques jours, la douleur et le gonflement de la paupière, la petitesse de l'organe, rendent le renversement de la paupière supérieure très difficile. C'est cependant une opération qui, sans être nécessaire, est utile pour faire porter la cautérisation au fond du cul-de-sac supérieur de la conjonctive ; aussi demande-t-elle une certaine habitude pour donner des résultats satisfaisants.

Si le renversement de la paupière a été mal fait, les cautérisations pourront être incomplètes et ne porter que sur une portion de la conjonctive. Dans ce cas, le cul-de-sac supérieur étant négligé, la sécrétion purulente, y séjournant avec ses agents pathogènes, pourra déterminer l'ulcération de la cornée, voire même la fonte purulente de l'œil. Il est donc indispensable, pour éviter un pareil désastre, de faire porter les cautérisations sur toute l'étendue de la conjonctive et de ne pas négliger notamment celle du cul-de-sac supérieur.

Pour y arriver dans les cas difficiles, nous ne saurions indiquer une meilleure méthode que l'emploi de la cocaïne. Citons aussi le conseil du Docteur Abadie : « Si, par indocilité du malade ou par obstacle mécanique, étroitesse de la fente palpébrale, rigidité des paupières, la cautérisation du cul-de-sac supérieur n'est plus possible, il ne faudra pas se contenter d'une cautérisation par à peu près. Si le malade est par trop pusillanime, on emploie le chloroforme. Si la fente palpébrale est par trop rétrécie, elle sera fendue largement au niveau de la commissure externe, afin de se donner du jour. »

Enfin, après chaque cautérisation au nitrate d'argent, après avoir bien étendu le caustique avec le pinceau sur toute la surface conjonctivale, il faut avoir bien soin d'en éloigner l'excédent, qui, se déposant toujours en petite quantité dans le cul-de-sac, pourrait attaquer la cornée. Un léger lavage à l'eau salée est alors indiqué ; le chlorure de sodium, en effet, a pour propriété de neutraliser le nitrate d'argent :

$$Az\,O^3\,Ag + Na\,Cl = Az\,O^3\,Na + Cl\,Ag.$$

Il se forme un chlorure d'argent qui n'est pas caustique.

Le second procédé d'administration du nitrate d'argent, dans le traitement prophylactique des conjonctivites des nouveau-nés, est l'instillation. Ici, le pinceau est remplacé par le compte-goutte. Après avoir renversé la paupière supérieure, on instille deux gouttes de nitrate d'argent sur la conjonctive de l'œil. Cette opération doit être faite assez rapidement, et, aussitôt, il faut faire couler dans l'œil quelques gouttes d'eau salée.

Ce procédé est d'une application courante, mais on n'est jamais sûr de la pénétration du nitrate d'argent jusque dans le cul-de-sac supérieur : le nitrate d'argent, en effet, a pour propriété de coaguler l'albumine, et cette coagulation empêche la solution de se répandre sur toute la surface conjonctivale.

Le nitrate d'argent, dans le traitement de l'ophtalmie des nouveau-nés, doit certainement être considéré comme une des plus précieuses acquisitions de la thérapie moderne, puisque, par l'introduction de cette mesure prophylactique, les effets destructeurs du *gonococcus*, sur les yeux des nouveau-nés, ont été matériellement réduits.

Toutefois, son usage n'est pas sans entraîner certains inconvénients. D'abord, il faut une certaine habitude pour employer ce médicament sans danger ; et surtout dans les campagnes, les accoucheuses, par une crainte légitime, ne peuvent se résoudre à s'en servir comme prophylactique des conjonctivites de leurs nouveau-nés.

Le nitrate d'argent est caustique, et, comme tel, il est douloureux ; il détermine une grande cuisson dans l'œil.

Son application, prolongée sur la conjonctive, la tache et lui donne une teinte bronzée, dès lors indélébile. On appelle ce phénomène l'*Argyrose;* il est produit par la plupart des sels d'argent. Il est dû à l'affinité du nitrate d'argent pour les substances albuminoïdes de l'organisme amenant sa prompte transformation en albuminate, et, dans le cas présent, la formation d'albuminate d'argent dans les fibres élastiques du tissu conjonctival.

Voici, d'ailleurs, l'opinion du Docteur A.-C. Barnes, de Philadelphie :

« Le radical argent, en effet, se combine à
« l'albumine, pour laquelle il a une grande affi-
« nité, et l'acide nitrique, mis en liberté, exerce
« sur les tissus ses effets astringents, caustiques,
« pouvant aller même jusqu'à la destruction des
« tissus, suivant la force de la solution appli-
« quée. »

En effet, lorsqu'on instille une goutte de nitrate d'argent dans un œil, on voit se former, à la surface de la conjonctive, une mince couche d'un liquide épais et de couleur blanc-bleuâtre. C'est là le phénomène dû à l'action du nitrate d'argent de coaguler l'albumine des cellules superficielles de l'épithélium. Lorsque l'application a été bien faite, ce liquide blanc-bleuâtre, composé d'albumine des cellules mortes — par leur décomposition en albumine et en chlorure — et des micro-organismes tués par l'action microbicide du nitrate d'argent, s'élimine rapidement, et la guérison peut en résulter.

Mais, si la cautérisation ou l'instillation ont été faites trop abondamment, la désagrégation cellulaire sera plus profonde, et il pourra en résulter de graves accidents. Nous voyons alors se produire le phénomène connu sous le nom d'*érythème nitraté*. La conjonctive devient rouge, enflammée, les bords libres des paupières sont croûteux et accolés l'un à l'autre. Une sérosité s'en échappe, sérosité qui ne contient pas de microbes primitivement, mais qui s'infecte généralement, et donne naissance à une conjonctivite secondaire. C'est ainsi qu'une affection, bénigne au début, peut, sous l'influence du traitement nitraté mal appliqué, prendre l'allure d'une ophtalmie grave avec ulcérations cornéennes et toutes leurs conséquences, dont la plus grave est la perte de la vue.

Cependant, malgré ces inconvénients, le nitrate d'argent est considéré comme le seul médicament capable de juguler les formes graves des conjonctivites. Il est certain aussi que, d'après les résultats obtenus dans les cliniques d'accouchement où il est employé comme traitement prophylactique des conjonctivites, il s'est montré d'une grande efficacité. Mais en aurait-il été ainsi en dehors d'une clinique où une surveillance de chaque instant permet, à la moindre apparence d'accident nitraté, d'user de prudence et d'appliquer un traitement jugé plus opportun ?

Aussi, malgré son efficacité, son emploi est

toujours regardé par beaucoup comme capable de faire autant de mal que de bien.

Il était donc nécessaire de rechercher un médicament qui soit moins dangereux, tout en ayant des propriétés aussi actives.

CHAPITRE III

Argyrol.

Ayant à redouter l'inconstance et la causticité du chlorure de chaux, le faible pouvoir antiseptique du jus de citron, l'irrégularité d'action du permanganate de potasse, la mauvaise odeur de la poudre porphyrisée d'iodoforme et la difficulté à la faire pénétrer d'une façon certaine dans les culs-de-sac conjonctivaux, le faible pouvoir antiseptique du bleu de méthylène et sa variation de composition, la grande causticité du nitrate d'argent, ce médicament qui fit faire un si grand pas dans la lutte contre les ophtalmies de toute nature, il restait une place importante à prendre parmi les médicaments déjà en usage pour le traitement prophylactique des conjonctivites chez les nouveau-nés.

Déjà, lors de l'apparition du *Protargol*, un progrès notable fut fait dans la thérapeutique oculaire. M. le Docteur Darier, qui expérimenta largement ce médicament, le place sur le même pied que le nitrate d'argent, comme antiseptique, et il le préfère à lui à cause de sa moindre causticité.

Fürst, de Berlin, emploie le protargol à 10 p. 100 chez les nouveau-nés de mères atteintes d'écoulements blennorrhagiques. C'était déjà beaucoup d'avoir un produit moins dangereux que le nitrate d'argent ; cependant, il existe encore de la douleur à l'application de ce topique. Les patients se plaignent de cuissons désagréables et assez vives, et demeurent les paupières étroitement fermées après une simple instillation de solution à 5 p. 100. Après un badigeonnage à 10 p. 100, certains même, soit par habitude de ce qu'ils ressentaient après l'emploi d'autres topiques, soit par névrosisme exagéré, se plaignaient assez vivement pendant un certain temps, beaucoup plus court, il est vrai, qu'avec le nitrate d'argent.

Cependant, depuis trois ans à peine, un nouveau médicament a fait son apparition, marquant, il semble, un nouveau progrès en oculistique.

Nous voulons parler de l'*Argyrol*, produit que nous venons d'expérimenter dans le traitement prophylactique des conjonctivites des nouveau-nés.

L'invention de ce produit est due aux Docteurs A.-C. Barnes et H. Hilles, de Philadelphie; il a été décrit, pour la première fois, dans le *Médical-Record,* du 24 mai 1902. Il eut presque, dès sa naissance, une grande renommée.

Au point de vue de sa composition chimique, nous ne connaissons rien. On l'appelle un *vitellinate d'argent* ou *argent vitellin :* il est produit d'un protéid obtenu par une manipulation chimique du blé, combiné ensuite avec de l'argent. C'est un sel dont les cristaux sont bruns-noirs et onctueux au toucher.

La proportion considérable d'argent contenu dans ce composé (30 p. 100), sa grande solubilité, son action extrêmement pénétrante sur les tissus et son manque absolu de causticité, constituent ses principaux points d'intérêt scientifique.

L'*Argyrol* contient 30 p. 100 d'argent, ce qui est près de quatre fois la quantité contenue dans le *Protargol* (8,3 p. 100), le plus connu des nouveaux sels d'argent.

Le Docteur Edward Martin, professeur de chirurgie à l'Université de Pensylvanie, a étudié l'action pénétrante d'une solution d'*Argyrol* sur les tissus. Pour cela, il s'est servi d'une corde-à-boyau épaisse : en la trempant dans une solution de ce sel pendant quelques heures, la corde a été imprégnée complètement d'argent.

L'*Argyrol* est excessivement soluble. Le Docteur H.-M. Christian, de l'Université de Pensylvanie, dit, à ce propos : « La solubilité de l'*Argyrol* est tout à fait remarquable, une once de ce produit étant complètement soluble dans une cuillerée à dessert d'eau, de sorte que ce sel peut être employé en solution, à une aussi forte dose que l'on veut. »

Une qualité que l'on ne saurait trop apprécier, autant pour sa satisfaction personnelle que pour celle des patients et leur plus grand bien : c'est le manque absolu de causticité de l'*Argyrol.*

L'*Argyrol* est absolument indolore. Le Docteur Darier dit à ce sujet :

« Nier la supériorité des préparations organiques d'argent sur la trop caustique pierre infernale n'est plus raisonnable aujourd'hui. Qu'on dise qu'avec des solutions plus ou moins diluées de nitrate d'argent un praticien *très expérimenté* peut obtenir tous les effets qu'il voudra, je le concède.

« Et cela, à bien meilleur marché qu'avec les produits nouveaux, c'est encore vrai ; mais demandez au client combien il lui en cuit ?

« Vous m'objecterez que le *Protargol* était encore assez douloureux ; c'est vrai, et l'argentamine l'était plus encore.

« Aussi, suis-je heureux de vous présenter aujourd'hui un nouveau sel d'argent absolument indolore, même en applications très concentrées, et sur la cornée et sur la conjonctive. C'est vraiment surprenant ! et j'en ai été moi-même tout émerveillé. Car, vous le savez, quand on dit qu'une substance quelconque appliquée dans l'œil est absolument indolore, on fait un euphémisme. Une goutte d'eau distillée produit déjà une impression désagréable, une goutte de collyre à la cocaïne est cuisante, vous le savez : mais nous sommes convenus de considérer ces substances comme indolores, si nous les comparons à l'action irritante du sulfate de zinc, du nitrate d'argent ou du sulfate de cuivre.

« Eh bien ! Messieurs, le nouveau sel dont je vous parle est d'une application plutôt moins douloureuse que la cocaïne, ou même que l'eau distillée. C'est là un fait bien difficile à concilier avec une action astringente et antiseptique puissante.

« Instillée entre les paupières, une goutte de solution à 25 p. 100 d'*Argyrol* se répand rapidement en une couche jaune-ocre sur la cornée et la conjonctive, le malade se plaint de voir jaune pendant un instant, mais n'accuse aucune autre douleur si *la solution est fraîche !*

« Cependant, au bout de quelques minutes, certaines personnes se sont plaintes d'avoir éprouvé une certaine gêne, une certaine raideur, un peu de sécheresse de l'œil. Il est probable que l'action astringente de l'argent est cause de cette gêne par action sur l'épithélium de la cornée et de la conjonctive. Essayez vous-mêmes, Messieurs, et vous en serez tout surpris. »

Le Docteur A.-C. Barnes, pour bien montrer le

manque complet de douleur et de causticité de l'*Argyrol,* s'en est appliqué, à la conjonctive, un cristal, et cela sans produire aucune irritation.

Dans ces conditions, et grâce à l'extrême solubilité de l'*Argyrol,* on peut, sans danger aucun, employer des solutions très fortes, et, par conséquent, jouissant de pouvoirs antiseptiques très grands.

L'*Argyrol* est un antiseptique de premier ordre. L'action des sels d'argent dépend surtout de leur teneur en argent, dont l'action antiseptique est aujourd'hui bien connue. Or, l'*Argyrol* est celui des sels argentiques qui contient le plus de métal, 30 p. 100 ; et, de même que le bichlorure, le biodure, le cyanure ou le peptonate de mercure guérissent aussi bien la syphilis, si on tient un compte exact de leur teneur métallique, de même les sels d'argent doivent posséder une action antiseptique proportionnelle au métal qu'ils contiennent.

Pour le nitrate d'argent, le radical nitrique ne peut avoir aucune importance sur l'action bactéricide de l'*ion* argent, qui est le vrai spécifique du gonocoque et de bien d'autres micro-organismes.

L'*Argyrol* étant le sel d'argent possédant de beaucoup la plus grande quantité de métal, aura par conséquent un pouvoir bactéricide très fort.

De plus, les instillations d'*Argyrol* étant complètement indolores et non caustiques, on peut les répéter aussi fréquemment qu'on veut, et avec une solution très forte, 25 et 30 p. 100. Darier, dans des cas d'ophtalmo-blennorrhée, a obtenu une cessation rapide de la sécrétion purulente par de simples instillations *d'Argyrol* à 25 p. 100 répétées toutes les heures. Le lendemain, l'enfant ouvrait les yeux, et la guérison s'établissait avec rapidité.

La façon dont il se comporte est encore en faveur de son pouvoir bactéricide. Instillé dans un œil, il se répand sur la surface de la conjonctive en une teinte jaune-ocre, et, contrairement au nitrate d'argent, il ne se décompose pas, il ne coagule pas l'albumine et ne précipite pas les chlorures. Il pénètre assez rapidement dans les tissus eux-mêmes, dans les muqueuses, c'est-à-dire là où, dans la majorité des cas, les micro-organismes se cantonnent de préférence; il les imprègne de son métal : l'argent, qui agit comme bactéricide.

Cette importante propriété de pénétration est enlevée aux sels inorganiques (nitrate, citrate d'argent) par le coagulum qu'ils provoquent à la surface des muqueuses. Outre le coagulum produit par les autres sels d'argent, il en est comme le nitrate, dont l'action antiseptique est abrégée par l'obligation où on est de le neutraliser avec le chlorure de sodium. Avec l'*Argyrol*, rien de pareil, l'excédent reste dans l'organe, continuant son action antiseptique sans causer aucune irritation.

Ainsi, l'*Argyrol* étant celui des sels d'argent

qui contient la plus grande quantité de métal, 30 p. 100 ; qui pénètre le plus facilement dans les tissus ; qui peut être employé en solutions les plus fortes, sans jamais provoquer ni douleur ni irritation ; qui ne produit jamais de coagulum à la surface des muqueuses, est bien celui, par conséquent, qui doit posséder la plus grande action antiseptique.

Tout en pénétrant facilement dans les muqueuses, l'*Argyrol* présente encore un grand avantage sur le nitrate et la plupart des autres sels d'argent : il ne produit jamais le phénomène connu sous le nom d'*Argyrose*. Il ne tache jamais les muqueuses d'une façon indélébile, ce qui n'est pas sans importance, surtout lorsqu'il s'agit de la muqueuse conjonctivale.

Enfin, il ne tache pas le linge. Les taches qui sont fraîches peuvent être facilement enlevées par l'eau chaude ; lorsqu'elles sont sèches, il vaut mieux les mouiller avec une solution saturée d'iodure de potassium et les laver ensuite. Il ne tache pas la peau non plus : aussi est-il prudent d'avertir l'entourage de l'enfant que le surplus de l'instillation qui peut couler sur les joues est absolument inoffensif. Il suffit de le laver avec un peu d'eau et de savon pour le faire disparaître complètement.

Mode d'emploi de l'Argyrol.

La solution d'*Argyrol* est d'une nature gommeuse, de sorte que, quand on l'applique aux membranes muqueuses, elle y adhère d'une manière tenace. La solution, généralement employée comme traitement prophylactique des conjonctivites, est la solution à 20 p. 100.

Deux méthodes, pour son emploi, semblent être indiquées, comme pour le nitrate d'argent :

1° Le badigeonnage avec un pinceau ou un chiffon de linge ;

2° L'instillation au compte-goutte.

Après la naissance de l'enfant et les soins préliminaires donnés au nouveau-né (lavage et savonnage des yeux avec une solution de sublimé), il faut appliquer le traitement le plus tôt possible.

Pour cela, il faut écarter, ou plutôt renverser les paupières de l'enfant, après les avoir bien séchées avec un linge pour qu'elles ne glissent pas. On enfonce le pouce au-dessous de l'arcade sourcilière, l'ongle tourné vers la paupière, et, avec l'index, on renverse la paupière supérieure sur l'ongle du pouce qui la tient étalée. La paupière inférieure est attirée en bas avec l'autre main.

Un aide fait l'application de la solution d'*Argyrol,* soit avec un pinceau ou un linge imbibé de solution, en le promenant sur toute la surface de la muqueuse conjonctivale, soit avec un compte-goutte : alors on instille deux ou trois gouttes de la solution sur la conjonctive.

Il n'est pas nécessaire de mesurer exactement la quantité de solution introduite dans l'œil, puisque l'*Argyrol* n'a aucune action irritante, et on peut renouveler le traitement aussi souvent qu'on le croit nécessaire : toutes les heures, si l'inflammation de l'œil est très prononcée.

Enfin, il est absolument inutile de faire un lavage de l'œil à l'eau salée après application d'*Argyrol;* le produit, en effet, ne coagule pas l'albumine des tissus, et ne se décompose pas.

EXTRAIT DE LA STATISTIQUE

Il nous aurait été agréable, pour mieux montrer les résultats donnés par l'*Argyrol,* de faire une statistique comparative avec le nitrate d'argent. Nous avons dû y renoncer, parce que les chiffres de cette dernière statistique nous ont paru inexacts; beaucoup d'enfants atteints de conjonctivites ne figurent pas sur les registres officiels, qui ne relatent, en général, que les cas ayant présenté une certaine gravité.

Mais il nous sera permis, avant de donner au complet notre statistique sur l'*Argyrol*, d'en présenter un résumé succinct.

Nous avons réuni 280 enfants qui, tous, ont été traités par l'*Argyrol*. Sur ces 280 enfants, nous avons eu des accidents, du côté de la conjonctive, trente fois.

Ce chiffre paraît énorme, donnant une proportion de plus de 9 p. 100 ; mais si nous retranchons les ophtalmies secondaires, pour lesquelles on ne peut incriminer l'*Argyrol*, nous ne trouvons plus que 19 cas.

Nous trouvons, en effet, 9 ophtalmies secondaires :

1 survenue le 4e jour — n° 83.
4 survenues le 6e jour — nos 9, 92, 184, 230.
2 survenues le 7e jour — nos 91, 138.
1 survenue le 8e jour — n° 231.
1 survenue le 9e jour — n° 14.

Tous les cas d'ophtalmie secondaire ont été guéris rapidement.

Sur les 21 cas qui restent, nous avons 19 cas où l'infection conjonctivale était chose faite au moment de la naissance, où l'enfant est né avec la conjonctive rouge et les paupières épaissies. Ce sont les nos 78, 105, 106, 120, 123, 136, 150, 155, 158, 196, 200, 204, 215, 242, 245, 246, 252, 253, 264.

Sur ces 19 enfants atteints de conjonctivite au

moment même de leur naissance, 16 ont guéri dans un délai minimum de vingt-quatre heures, et un délai maximum de sept jours.

Trois ont nécessité leur envoi à la clinique ophtalmologique, dont *un*, n° 264, a été envoyé pour opacité de la cornée à la naissance.

Restent donc *deux* enfants qui, par excès de prudence et peut-être aussi par un peu de méfiance pour un médicament nouveau, ont été envoyés à la clinique ophtalmologique.

Leur guérison, d'ailleurs, a été complète.

Enfin, il reste deux cas où la conjonctivite s'est déclarée quelques heures après la naissance, et après une première instillation d'*Argyrol*.

Dans un cas, n° 125, la conjonctivite apparaît dix-huit heures après la naissance. On obtient la guérison neuf jours après.

Dans le second cas, n° 236, la conjonctivite apparaît quarante-huit heures après la naissance. On obtient la guérison cinq jours après.

Il nous semble donc que l'extrait que nous venons de faire de notre statistique démontre amplement le pouvoir antiseptique puissant de l'*Argyrol*, puisque, dans la grande majorité des cas, nous avons obtenu une guérison presque immédiate.

D'un autre côté, si nous examinons dans quelles conditions les accouchements se sont produits, nous verrons que, sur 280 mères, nous en trouvons :

84 atteintes de leucorrhée légère ;
56 atteintes de leucorrhée abondante ;
42 atteintes de leucorrhée abondante avec granulations.

Soixante-neuf sont entrées en période de travail, et, par conséquent, n'ont pu recevoir les soins antiseptiques nécessaires.

Soixante-dix ont eu le travail d'une durée supérieure à la moyenne (12 heures).

Dans 135 accouchements, la période d'expulsion a été supérieure à 15 minutes, et dans 53 cas, elle a dépassé une heure.

Enfin, dans 48 cas, la rupture des membranes a été précoce, et dans 56, elle a été prématurée.

Toutes ces causes sont, comme nous l'avons vu, très favorables à la contamination de la muqueuse conjonctivale par les microbes. C'est donc bien à l'efficacité de l'*Argyrol*, comme prophylactique des conjonctivites des nouveau-nés, que nous devons les résultats obtenus. Cette efficacité s'est, d'ailleurs, montrée d'une façon évidente dans les 19 cas qui se sont présentés, où la muqueuse conjonctivale était enflammée à la naissance même de l'enfant, et où la guérison a toujours été rapide.

En résumé, si le chiffre de 30 cas de conjonctivites, que nous avons signalé, paraît énorme à première vue, il nous est facile de l'expliquer.

Nous avons pris un soin minutieux à noter les moindres accidents survenus du côté de la conjonctive, et nous voyons que, finalement, il ne nous reste que 2 cas où l'*Argyrol* n'a pas donné tous les effets que nous attendions.

Nous avons donc une proportion de 2/280, c'est-à-dire de 0,70 pour 100.

Si nous rapprochons cette proportion de celle qui ressort de la statistique de Kostlin (1) par le traitement au nitrate d'argent, proportion qui est la plus favorable que nous ayons trouvée : 0,65 pour 100, nous voyons que les résultats sont sensiblement identiques, et nous conclurons, contre l'opinion de Morax, que l'*Argyrol* a une efficacité égale à celle du nitrate d'argent. Nous ferons aussi et surtout remarquer qu'avec l'*Argyrol,* nous n'avons pas eu à enregistrer les accidents d'érythème nitraté que l'on observe si fréquemment avec le nitrate d'argent.

(1) Contrairement aux rapports isolés et défavorables, il ressort de la statistique de Kostlin que, sur 24,723 nouveau-nés traités par la méthode de Crédé, les ophtalmies se montrent dans la proportion de 0,65 p. 100. (*Annales de gynécologie,* p. 55.)

TRAITEMENT PROPHYLACTIQUE

DES

CONJONCTIVITES DES NOUVEAU-NÉS

Par l'Argyrol

STATISTIQUE

Année 1904.

1. II pare. OIGA, leucorrhée abondante. Entrée en trav. Acc. 3 juillet. Rupt. des memb. spont. tempest. Durée du trav. (?); de l'expulsion 10'. F. 3,500. Bon. Argyrol.
2. II pare. OIDP, leucorrhée. Ent. en trav. Acc. 5 juill. Rupt. des memb. artif. tempest. Durée du trav., 5 h. 22; de l'expuls., 5'. M. 2,950. Bon. Argyrol.
3. II pare. OIDA, leucorrhée, granulations. Acc. 9 juill. Durée du trav., 8 h. 40; de l'expuls., 10'. Rupt. spont. temp. F. 2,700. Bon. Argyrol.
4. I pare. OIGA, leucorrhée, pertes vertes. Acc. 12 juill. Rupt. des memb. spont. temp. Durée du trav., 1 h. 35 ; de l'expuls., 17' M. 1,910. B. Argyrol.

5. II pare. OIGA, leucorrhée. Acc. 13 juill. Rupt. des memb. spont. prémat. Durée du trav., 10 h. 22; de l'expuls., 10'. M. 2,530. Bon. Argyrol.

6. IV pare. OIDP, leucorrhée abond. Acc. 16 juill. Rupt. des m. spont. temp. Durée du trav., 7 h. 45; de l'expul., 12'. M. 3,580. Bon. Argyrol.

7. I pare. OIGA, leucorrhée. Ent. en trav. Acc. 17 juil. Rupt. des m. spont. tard. Durée du trav., 8 h. 25; de l'expuls., 25'. M. 1,530. Mort apparente. Argyrol.

8. II pare. OIDP, leucorrhée. Acc. 18 juillet. Rupt. des memb. spont. prémat. Durée du trav., 22 h. 20; de l'expuls., 20'. F. 3,330. Bon. Argyrol.

9. I pare. OIGT, leucorrhée, pertes jaunes (levure de bière). Acc. 21 juill. Rupt. des memb. spont prém. Durée du trav., 6 h. 25; de l'expuls., 40'. F. 3,400. Bon. Argyrol. Conjonctivite de l'œil gauche, ayant paru le sixième jour. Argyrol et lavages fréquents au permanganate de potasse. Guérison après cinq jours de traitement.

10. I pare. OIDA. Acc. 21 juill. Rupt. des memb. spont. temp. Durée du trav., 13 h.; de l'expuls., 10'. F. 3,300. Bon. Argyrol

11. II pare. OIGT, leucorrhée intense. Ent. en trav. Acc. 24 juill. Rupt. des memb. spont. temp. Durée du trav., 8 h. 50; de l'exp., 15'. M. 3,700. B. Argyrol.

12. I pare. OIGT, leucorrhée intense, granulations. Acc. 29 juill. Rupt. des memb. artif. temp. Durée du trav., 20 h.; de l'exp., 10'. F. 2,700. Bon. Argyrol.

13. I pare. OIGT, pertes jaunes. Acc. 1er août. Rupt. des memb. spont. temp. Durée du trav., 14 h. 55; de l'exp., 5'. M. 1,330. Bon. Argyrol.

14. III pare. OIGA, leucorrhée, granulat. Acc. 3 août.

Rupt. des memb. artif. temp. Durée du trav., 5 h. 25; de l'exp., 10'. F. 3,230. Etonnée. Argyrol. *Conjonctivite* double ayant apparu le neuvième jour. Argyrol et lavages au MnO4K. Guérison rapide.

15. II pare. OIDP. Acc. 3 août. Rupt. des memb. spont. précoces. Durée du trav., 12 h. 50; de l'exp., 10'. M. 2,850. Bon. Argyrol.

16. II pare. OIGA, pertes blanches. Acc. 4 août. Rupt. des memb. spont. temp. Durée du trav., 8 h. 10; de l'exp., 10'. F. 3,130. Bon. Argyrol.

17. I pare. OIGP, leucorrhée abondante. Ent. en trav. Acc. 7 août. Rupt. des memb. spont. temp. Durée du trav., 14 h.; de l'exp., 10'. F. 3,120. Bon. Argyrol.

18. VIII pare. OIGA, leucorrhée abond. Acc. 7 août. Rupt. des memb. spont. temp. Durée du trav., 2 h. 30; de l'exp., 10'. F. 4,220. B. Argyrol.

19. I pare. OIGT, leucorrhée abond. Acc. 12 août. Rupt. des memb. spont. temp. Durée du trav., 5 h. 20; de l'exp., 25'. M. 2,470. B. Argyrol.

20. I pare. OIGA, leucorrhée. Acc. 12 août. Rupt. des memb. spont. temp. Durée, 29 h. 20; de l'exp., 10'. M. 1,680. Bon. Argyrol.

21. II pare. OIGA, leucorrhée abond. Acc. 12 août. Rupt. des memb. spont. temp. Durée du trav., 16 h. 40; de l'exp., 5'. M. 3,200. B. Argyrol.

22. I pare. OIDP, leucorrhée abond. Acc. 13 août. Rupt. des memb. spont. temp. Durée du trav., 10 h. 20; de l'exp., 35'. M. 3,100. B. Argyrol.

23. I pare. OIGT, leucorrhée. Acc. 14 août. Rupt. des memb. spont. temp. Durée du trav., 13 h.; de l'exp., 15'. M. 2,380. B. Argyrol.

24. I pare. OIDP, leucorrhée abond. Acc. 19 août. Rupt. des m. artif. temp. Durée du trav., 6 h. 45 ; de l'exp., 15'. F. 3,140. B. Argyrol.

25. II pare. OIDP, leucorrhée intense, pertes verdâtres, granulat. Acc. 20 août. Rupt. des m. spt. temp. Durée du trav., 5 h.; de l'exp., 10'. M. 3,480. B. Argyrol.

26. I pare. OIGA, pertes jaunes abond. Acc. 24 août. Rupt. des m. (?) Durée du trav., 2 h. Exp. rap. F. 2,430. B. Argyrol.

27. VIII pare. OIGT. Acc. 25 août. Rupt. des m. spt. temp. Durée du trav., 8 h. 45; de l'exp., 5'. F. 3,120. B. Argyrol.

28. I pare. OIGA. Acc. 25 août. Rupt. des m. artif. Dur. du trav., 8 h.; de l'exp., 1 h. M. 2,450. B. Argyrol.

29. I pare. OIGA, leucorrhée. Acc. 28 août. Rupt. des m. spt. temp. Durée du trav., 13 h. Exp. rap. F. 2,730. B. Argyrol.

30. II pare. OIGT, leucorrhée abond. Acc. 30 août. Rupt. des m. spt. temp. Durée du trav., 9 h.; de l'exp., 10'. M. 2,760. B. Argyrol.

31. I pare. OIGA, leucorrhée abond. Acc. 1er sept. Rupt. des m. spt. temp. Durée du trav., 9 h.; de l'exp., 30'. M. 3,220. B. Argyrol.

32. II pare. OIGA, leucorrhée. Acc. 1er sept. Rupt. des m. spt. temp. Durée du trav., 3 h. 45; de l'exp., 2 h. M. 3,120. B. Argyrol.

33. II pare. OIGA, leucorrhée. Acc. 2 sept. Rupt. des m. spt. temp. Durée du trav., 20 h. 40 ; de l'exp., 20'. M. 3,950. B. Argyrol.

34. II pare. OIGT, leucorrhée abond. Ent. en trav.

Acc. 5 sept. Rupt. des m. spt. temp. Durée du trav., 12 h. 45; de l'exp., 45'. F. 1,700. B. Argyrol.

35. III pare. OIGA, leucorrhée. Acc. 6 sept. Rupt. des m. spt. temp. Durée du trav., 6 h. 10; de l'exp., 10'. M. 3,490. B. Argyrol.

36. I pare. OIGA, leucorrhée abond. Acc. 7 sept. Rupt. des m. spt. prém. Durée du trav., 8 h.; de l'exp., 40'. F. 2,800. B. Argyrol.

37. III pare. OIGA, leucorrhée abond. Acc. 9 sept. Rupt. des m. spt. temp. Durée du trav., 15 h. 45; de l'exp., 5'. M. 3,500. B. Argyrol.

38. III pare. OIGA. Ent. en trav. Acc. 13 sept. Rupt. des m. spt. temp. Durée du trav., 4 h.; Exp. rap. M. 2,450. B. Argyrol.

39. I pare. OIDP. Acc. 14 sept. Rupt. des m. spt. temp. Durée du trav., 9 h.; de l'exp., 1 h. 15. F. 3,390. B. Argyrol.

40. I pare. OIGA, leucorrhée très abond., granulat. Acc. 15 sept. Rupt. des m. spt. temp. Durée du trav., 3 h. 40; de l'exp., 35'. M. 2,850. B. Argyrol.

41. I pare. OIGT. Acc. 19 sept. Rupt. des m. artif. Durée du trav., 11 h. 45. Forceps. M. 3,230. Etonné. Argyrol.

42. I pare. OIGA, leucorrhée abond. Ent. en trav. Acc. 20 sept. Rupt. des m. spt. prém. Durée du trav., 6 h. 15; de l'exp., 45'. M. 2,920. Etonné. Argyrol.

43. III pare. OIGP, leucorrhée abond. Acc. 22 sept. Rupt. des m. spt. temp. Durée du trav., 2 h. 38. Exp. rap. F. 3,270. B. Argyrol.

44. II pare. OIGA, leucorrhée très abond., jaune, granulat. Acc. 23 sept. Rupt. des m. spt. temp.

Durée du trav., 10 h. 15; de l'exp., 15'. F. 3,230. B. Argyrol.

45. I pare. OIGA, leucorrhée abond. Acc. 23 sept. Rupt. des m. spt. temp. Durée du trav. (?); de l'exp., 1 h. F. 3,270. B. Argyrol.

46. II pare. OIGA. Ent. en trav. Acc. 25 sept. Rupt. des m. spt. temp. Durée du trav., 4 h. 20; de l'exp., 1 h. M. 3,020. B. Argyrol.

47. I pare. OIGA, leucorrhée très abond. Acc. 26 sept. Rupt. des m. spt. temp. Durée du trav., 20 h. 20; de l'exp., 23'. M. 3,270. B. Argyrol.

48. II pare. OIGA, leucorrhée abond. Acc. 27 sept. Rupt. des m. spt. temp. Durée du trav. (?); de l'exp., 10'. F. 3,180. B. Argyrol.

49. VII pare. OIGA, leucorrhée. Acc. 29 sept. Rupt. des m. spt. temp. Durée du trav. (?); de l'exp., 16'. M. 4,250. B. Argyrol.

50. II pare. OIGA, leucorrhée. Ent. en trav. Acc. 1er oct. Rupt. des m. spt. temp. Durée du trav., 2 h. 41. Exp. rap. F. 3,240. B. Argyrol.

51. II pare. OIGA, leucorrhée très abond. Acc. 7 oct. Rupt. des m. spt. temp. Durée du trav., 11 h. 47; de l'exp., 17'. F. 3,550. B. Argyrol.

52. I pare. OIGA. Acc. 8 oct. Rupt. des m. spt. temp. Durée du trav., 15 h. 48; de l'exp., 18'. M. 3,330. B. Argyrol.

53. III pare. OIGT. Acc. 10 oct. Rupt. des m. spt. temp. Durée du trav. (?); de l'exp., 15'. M. 3,120. B. Argyrol.

54. I pare. OIGA, leucorrhée. Acc. 12 oct. Rupt. des m. spt. temp. Durée du trav. (?); de l'exp., 22'. M. 3,010. B. Argyrol.

55. III pare. OIDP, leucorrhée abond. Acc. 13 oct. Rupt. des m. spt. prém. Durée du trav., 16 h. ; de l'exp., 5'. M. 3,980. B. Argyrol.

56. II pare. OIGA. Acc. 13 oct. Rupt. des m. spt. temp. Durée du trav. (?); de l'exp., 5'. F. 2,950. B. Argyrol.

57. III pare. OIGA. Acc. 18 oct. Rupt. des m. spt. temp. Durée du trav., 16 h. 25; de l'exp., 15'. F. 3,980. Etonnée. Argyrol.

58. I pare. OIGA, leucorrhée abond. Acc. 19 oct. Rupt. des m. spt. préc. Durée du trav., 3 h. 20; de l'exp., 10'. F. 2,730. B. Argyrol.

59. II pare. OIGA, leucorrhée, vaginite granul. intense. Acc. 20 oct. Rupt. des m. spt. prém. Durée du trav., 13 h. 15; de l'exp., 1 h. 15. F. 2,470. B. Argyrol.

60. V pare. OIDP, leucorrhée. Ent. en trav. Acc. 22 oct. Rupt. des m. spt. temp. Durée du trav., 6 h. 30 ; de l'exp., 7'. F. 3,220. B. Argyrol.

61. I pare. OIGA, leucorrhée. Acc. 24 oct. Rupt. des m. spt. prém. Durée du trav., 4 h. 52 ; de l'exp., 1 h. 37. F. 2,520. B. Argyrol.

62. II pare. OIDP. Acc. 27 oct. Rupt. des m. spt. prém. Durée du trav., 7 h. 45 ; de l'exp., 45'. F. 2,810. B. Argyrol.

63. I pare. OIDP. Acc. 27 oct. Rupt. des m. spt. préc. Durée du trav., 3 h. ; de l'exp., 37'. F. 2,990. B. Argyrol.

64. II pare. OIDT, leucorrhée. Ent. en trav. Acc. 28 oct. Rupt des m. (?). Durée du trav. (?); de l'exp., 5'. F. 1,360. B. Argyrol.

65. I pare. OIGA, leucorrhée. Ent. en trav. Acc. le

29 oct. Rupt. des m. (?) Durée du trav. (?) ; de l'exp., 1 h. 25. M. 2,750. B. Argyrol.

66. II pare. OIDP, leucorrhée, vaginite granul. Acc. 30 oct. Rupt. des m spt. prém. Durée du trav., 1 h. 35 ; de l'exp., 25'. F. 1,820. Etonnée. Argyrol.

67. I pare. OIGA, leucorrhée, végétations, granulat. Acc. 31 oct. Rupt. des m. spt. prém. Durée du trav., 3 h. 20 ; de l'exp., 20'. F. 2,800. B. Argyrol.

68. I pare. OIGA, leucorrhée abond. Acc. 3 nov. Rupt. des m. artif. temp. Durée du trav., 13 h. ; de l'exp., 45'. F. 2,920. B. Argyrol.

69. I pare. OIDP, leucorrhée. Acc. 4 nov. Rupt. des m. artif. Durée du trav., 4 h. ; de l'exp., 45'. M. 3,170. B. Argyrol.

70. V pare. OIDP, leucorrhée, granulat. Acc. 5 nov. Rupt. spt. temp. Durée du trav. (?); de l'exp., 5'. F. 3,470. B. Argyrol.

71. II pare. OIDP, leucorrhée, vaginite granul. Acc. 10 nov. Rupt. des m. spt. temp. Durée du trav., 3 h. 30 ; de l'exp., 8'. F. 3,580. B. Argyrol.

72. IV pare. OIDP, leucorrhée. Acc. 12 nov. Rupt. des m. spt. prém. Durée du trav., 3 h. 50 ; de l'exp., 2'. F. 2,200. Etonnée. Argyrol.

73. III pare. OIGA, leucorrhée abond., Ent. en trav. Acc. 13 nov. Rupt. des m. spt. prém. Durée du trav., 19 h. ; de l'exp., 5'. M. 2,950. B. Argyrol.

74. II pare. OIGA, leucorrhée. Acc. 17 nov. Rupt. des m. spt. prém. Durée du trav., 7 h. ; de l'exp., 5'. F. 2,600. B. Argyrol.

75. I pare. OIGA, leucorrhée. Acc. 18 nov. Rupt. des m. spt. prém. Durée du trav., 3 h. Forceps. F. 2,840. Etonnée. Argyrol.

76. IV pare. OIGA. Ent. en trav. Acc. 19 nov. Rupt. des m. artif. Durée du trav., 4 h. 40 ; de l'exp , 40'. M. 3,170. B. Argyrol.

77. I pare. OIGA, leucorrhée. Acc. 19 nov. Rupt. des m. artif. temp. Durée du trav., 41 h. 50. Forceps. M. 3,180. Etonné. Argyrol.

78. I pare. OIGA, leucorrhée abond. Acc. 21 nov. Rupt des m. artif. Durée du trav., 24 h. ; de l'exp., 1 h. 20. M. 3,350. B. Argyrol. *Conjonctivite de l'œil droit.* Argyrol et lavage au MnO^4K. Guérison rapide.

79. II pare. OIDP. Ent. en trav. Acc. 21 nov. Rupt. des m. (?). Durée du trav., 3 h. ; de l'exp. (?). M. 2,670. B. Argyrol.

80. III pare. OIDP, leucorrhée très intense. Acc. 2 déc. Rupt. des m. artif. temp. Durée du trav., 3 h. ; de l'exp., 8'. M. 3,240. B. Argyrol.

81. I pare. OIGA. Ent. en trav. Acc. 5 déc. Rupt. des m. spt. temp. Durée du trav., 15 h. 45 ; de l'exp., 15'. F. 2,160. B. Argyrol.

82. I pare. OIGT, leucorrhée abond. jaune, empesant le linge. Acc. 5 déc. Rupt. des m. spt. prém. Durée du trav., 38 h. 45 ; de l'exp., 35'. F. 3,750. B. Argyrol.

83. IV pare. OIGT. Acc. 7 déc. Rupt. des m. artif. tard. Durée du trav., 11 h. 15 ; de l'exp., longue. M. 3,960. B. Argyrol. *Conjonctivite* légère ayant débuté le 4e jour. Argyrol et lavages fréquents à MnO^4K, 0,25 p. 1,000. Après deux jours de traitement, la rougeur et l'œdème ont disparu. Un très léger suintement séreux a persisté durant les vingt-quatre heures qui suivirent la cessation du traitement. Guérison rapide.

84. III pare. OIGP, leucorrhée, pertes verdâtres, granulat. Ent. en trav. Acc. 8 déc. Rupt. des m. artif. temp. Durée du trav., 5 h. 25; de l'exp., 3'. F. 2,820. B. Argyrol.

85. IV pare. OIGA, leucorrhée abond. Ent. en trav. Acc. 10 déc. Rupt. des m. spt. temp. Durée du trav., 8 h. 45; de l'exp., 5'. F. 2,870. B. Argyrol.

86. II pare. OIGA. Ent. en trav. Acc. 11 déc. Rupt. des m. artif. temp. Durée du trav. (?); de l'exp., 5'. M. 2,030. B. Argyrol.

87. VI pare. OIDA, leucorrhée abond. Acc. 14 déc. Rupt. des m. spt. prém. Durée du trav., 15 h. 53; de l'exp., 5'. M. 2,810. B. Argyrol.

88. I pare. OIDP, leucorrhée abond. Acc. 15 déc. Rupt. des m. spt. temp. Durée du trav., 13 h. 50; de l'exp., 33'. M. 2,320. Etonné. Argyrol.

89. III pare. OIGA, leucorrhée. Ent. en trav. Acc. le 18 déc. Rupt. des m. spt. préc. Durée du trav., 13 h. 35; de l'exp., 20'. M. 3,510. B. Argyrol.

90. I pare. OIGA. Ent. en trav. Acc. 19 déc. Rupt. des m. spt. préc. Durée du trav., 7 h. 30; de l'exp., 1 h. M. 2,900. B. Argyrol.

91. IX pare. OIGP, leucorrhée abond., granulat. Acc. 26 déc. Rupt. des m. spt. préc. Durée du trav., 28 h.; de l'exp., 20'. M. 3,800. B. Argyrol. *Conjonctivite* très légère de l'œil droit, apparue le septième jour. Argyrol et lavages à MnO^4K. Guérison après quarante-huit heures.

92. I pare. OIGA, leucorrhée abond., granulat. Acc. 29 déc. Rupt. des m. spt. temp. Durée du trav., 6 h. 15; de l'exp., 35'. M. 2,800. B. Argyrol. *Conjonctivite* de l'œil droit, apparue le sixième jour.

Argyrol et lavages fréquents à MnO^4K. Le septième jour, l'œil gauche est pris. Léger gonflement des paupières des deux yeux. Rougeur et léger écoulement séro-purulent. On fait une instillation au nitrate d'argent dans la nuit du 5 au 6. Le septième et le huitième jour, on continue les lavages à MnO^4K. Guérison rapide.

93. I pare. OIDP, leucorrhée abond. Ent. en trav. Acc. 29 déc. Rupt. des m. spt. prém. Durée du trav., 7 h.; de l'exp.. 45'. F. 2,730. B. Argyrol.

94. I pare OIGA. Acc. 29 déc. Rupt. des m. artif. temp. Durée du trav., 14 h. 35; de l'exp., 2 h. 35. F. 3,120. B. Argyrol.

95. I pare. OIDP, leucorrhée. Acc. 30 déc. Rupt. des m. spt. préc. Durée du trav., 10 h. 37; de l'exp., 2 h. 37. M. 3,420. B. Argyrol.

96. II pare. OIDP, leucorrhée abond. Ent. en trav. Acc. 31 déc. Rupt. des m spt. préc. Durée du trav. (?); de l'exp., 10'. F. 2,670. B. Argyrol.

Année 1905.

97. II pare. OIDP. Acc. 4 janv. Rupt. des m. artif. temp. Durée du trav., 7 h. 5; de l'exp., 1'. F. 3,300. B. Argyrol.

98. I pare. OIDP, leucorrhée très abond. empesant le linge, granulat. Acc. 6 janv. Forceps. F. 2,280. B. Argyrol.

99. I pare. OIGA, leucorrhée abond. Acc. 7 janv. Rupt. des m. artif. Durée du trav., 12 h. 50; de l'exp., 5'. M. 3,670. B. Argyrol.

100. I pare. OIGA. Acc. 8 janv. Rupt. des m. spt. préc. Durée du trav. (?); de l'exp., 30'. M. 3,150. B. Argyrol.

101. VIII pare. OIGT. Ent. en trav. Acc. 9 janv. Rupt. des m. spt. préc. Durée du trav., 4 h.; de l'exp., 3'. M. 3,350. B. Argyrol.

102. I pare. OIDP. Ent. en trav. Acc. 15 janv. Rupt. des m. spt. temp. Durée du trav., 17 h. 45; de l'exp., 1 h. 35. M. 3,010. B. Argyrol.

103. V pare. OIGA. Acc. 19 janv. Rupt. des m. spt. préc. Durée du trav. (?). Forceps. F. 3,530. Mort app. Argyrol.

104. I pare. OIGA. Acc. 19 janv. Rupt. des m. spt. préc. Durée du trav.. 19 h.; de l'exp., 1 h. 22. M. 3,300. B. Argyrol.

105. I pare. OIGA, leucorrhée abond., granulat. Acc. 20 janv. Rupt. des m. spt. préc. Durée du trav., 8 h.; de l'exp., 15'. M. 3,670. Étonné. *Conjonctivite* non suppurée au moment de la naissance : paupières rouges, tuméfiées. Traitement : Argyrol et lavage au MnO_4K. Guérison complète au début du 3e jour.

106. IV pare. OIGA. Ent. en trav. Acc. 22 janv. Rupt. des m. artif. temp. Durée du trav., 16 h. 48; de l'exp., 8'. M. 3,830. B. Argyrol. *Conjonctivite* non suppurée existant au moment de la naissance. Œdème et rougeur des conjonctives et principalement des deux paupières supérieures, qui sont le siège d'un léger degré d'ectropion. Instillation d'Argyrol le jour et le lendemain de la naissance. Œdème et rougeur ont disparu au bout de quarante-huit heures. Guérison.

107. II pare. OIGA, leucorrhé. Ent. en trav. Acc. 23 janv. Rupt. des m. artif. temp. Durée du trav., 24 h. ; de l'exp., 10'. F. 3,250. B. Argyrol.

108. II pare. OIGA. Ent. en trav. Acc. 25 janv. Rupt. des m. spt. temp. Durée du trav., 13 h. 30 ; de l'exp., 5'. F. 2,600. B. Argyrol.

109. II pare. OIDP, leucorrhée. Acc. 25 janv. Rupt. des m. spt. temp. Durée du trav., 3 h.; de l'exp., 5'. F. 3,030. B. Argyrol.

110. I pare. OIGA, leucorrhée. Ent. en trav. Acc. 27 janv. Rupt. des m. spt. prém. Durée du trav. (?); de l'exp. (?). M. 3,600. B. Argyrol.

111. II pare. OIGT, leucorrhée. Acc. 28 janv. Rupt. des m. artif. temp. Durée du trav., 7 h. 30 ; de l'exp., 30'. M. 3,330. B. Argyrol.

112. II pare. OIDP, leucorrhée abond. Ent. en trav. Acc. 29 janv. Rupt. des m. spt. préc. Durée du trav., 14 h.; de l'exp., 25'. M. 3,400. B. Argyrol.

113. I pare. OIGA, leucorrhée. Acc. 31 janv. Rupt. des m. spt. prém. Durée du trav., 18 h. ; de l'exp., 35'. F. 2,640. B. Argyrol.

114. I pare. OIDP, leucorrhée. Ent. en trav. Acc. 2 fév. Rupt. des m. spt. prém. Durée du trav., 4 h. 40 ; de l'exp., 50'. F. 2,330. B. Argyrol.

115. I pare. OIDP, leucorrhée. Acc. 2 fév. Rupt. des m. spt. temp. Durée du trav., 17 h. 46 ; de l'exp., 1 h. 15. F. 3,260. B. Argyrol.

116. II pare. OIGA, leucorrhée. Ent. en trav. Acc. 3 fév. Rupt. des m. spt. temp. Durée du trav., 11 h. ; exp. rapide. F. 2,850. B. Argyrol.

117. III pare. OIGA, leucorrhée. Ent. en trav. Acc.

7 fév. Rupt. m. artif. temp. Durée du trav., 15 h. Forceps. M. 3,500. Etonné. Argyrol.

118. III pare. OIGP. Ent. en trav. Acc. 9 fév. Rupt. des m. spt. préc. Durée du trav., 13 h. 45 ; de l'exp., 10'. M. 3,130. Etonné. Argyrol.

119. I. pare. OIGA, leucorrhée abond. Acc. 9 fév. Rupt. des m. spt. temp. Durée du trav., 16 h. 48 ; de l'exp., 28'. F. 3,050. B. Argyrol.

120. I pare. OIDP. Ent. en trav. Acc. 17 fév. Rupt. des m. spt. prém. Durée du trav., 18 h. 15 ; de l'exp., 1 h. M. 2,950. B. Argyrol. Gonflement des paupières à la naissance. Conjonctive rouge. Instillat. d'Argyrol et lavages au MnO^4K. Guérison trois jours après.

121. I pare. OIGA, leucorrhée abond. Acc. 19 fév. Rupt. des m. spt. préc. Durée du trav., 17 h. ; de l'exp., 3 h. M. 3,950. Bon. Argyrol.

122. III pare. OIGA. Ent. en trav. Acc. 20 fév. Rupt. des m. spt. préc. Durée du trav., 3 h. 14 ; de l'exp. (?). F. 3,660. B. Argyrol.

123. I pare. OIGA, leucorrhée abond., granulat. Acc. 20 fév. Rupt. des m. artif. temp. Durée du trav., 12 h. 35 ; de l'exp., 1 h. 35. M. 2,900. Etonné. Gonflement des paupières à la naissance. Argyrol. Etat normal.

124. II pare. OIGP, leucorrhée. Ent. en trav. Acc. 23 fév. Rupt. des m. spt. prém. Durée du trav., 6 h. 20 ; de l'exp., 5'. M. 2,870. B. Argyrol.

125. VI pare. OIGA, leucorrhée, granulat. Ent. en trav. Acc. 23 fév. Rupt. des m. spt. préc. Durée du trav., 18 h. ; de l'exp., 47'. F. 4,080. B. Argyrol. Ophtalmie purulente ayant apparu dix-huit heures

après la naissance. On fait une deuxième instillation d'Argyrol. Lavage chaque trois heures à MnO^4K. Amélioration sensible dans les vingt-quatre heures, qui se continue les jours suivants. Guérison le neuvième jour.

126. I pare. OIGA. Acc. 26 fév. Rupt. des m. spt. préc. Durée du trav., 16 h. ; de l'exp., 1 h. F. 2,920. B. Argyrol.

127. I pare. OIGA, leucorrhée. Ent. en trav. Acc. 27 fév. Rupt. des m. spt. préc. Durée du trav., 27 h. 35' ; de l'exp. (?). M. 3,360. Cyanosé. Argyrol.

128. V pare. OIGA, leucorrhée. Acc. 3 mars. Rupt. des m. spt. prém. Durée du trav. (?); de l'exp. (?). M. 3,500. B. Argyrol.

129. I pare (?), leucorrhée. Ent. en trav. Acc. 4 mars. Rupt. des m. spt. prém. Durée du trav., 17 h.; de l'exp., 1 h. 35. F. 3,590. Mort app. Argyrol.

130. I pare. OIGA, leucorrhée abond. Acc. 6 mars. Rupt. des m. spt. préc. Durée du trav., 7 h. 40; de l'exp., 50'. M. 2,770. B. Argyrol.

131. I pare. OIDP. Acc. 6 mars. Rupt. des m. spt. préc. Durée du trav., 20 h.; de l'exp., 2 h. 30. F. 3,650. B. Argyrol.

132. I pare. OIGA. Acc. 8 mars. Rupt. des m. spt. temp. Durée du trav., 12 h. 35; de l'exp., 55'. M. 3,350. B. Argyrol.

133. II pare. OIGP, leucorrhée abond. granulat. Acc. 10 nov. Rupt. des m. spt. temp. Durée du trav., 6 h. 25; de l'exp., 10'. F. 3,750. B. Argyrol.

134. I pare. OIGA. Acc. 10 mars. Rupt. des m. spt. temp. Durée du trav., 10 h.; de l'exp., 2 h. 15. F. 3,250. B. Argyrol.

135. I pare. OIGT, leucorrhée intense, granulat. Acc. 11 mars. Rupt. des m. artif. Durée du trav., 14 h. 30; de l'exp., 37'. F. 2,630. Mort app. Argyrol.

136. I pare. OIDP, leucorrhée abond. Acc. 12 mars. Rupt. des m. spt. prém. Durée du trav., 40 h. 55; de l'exp., 55'. F. 3,130. B. Argyrol. Légère conjonctivite de l'œil gauche. Deuxième instillation d'Argyrol et lavages fréquents au MnO⁴K. Guérison rapide.

137. II pare (?), leucorrhée. Ent. en trav. Acc. 13 mars. Rupt. des m. spt. préc. Durée du trav., 20 h.; de l'exp., 50' M. 3,650. B. Argyrol.

138. I pare. OIGA, leucorrhée. Acc. 15 mars. Rupt. spt. préc. Durée du trav. (?); de l'exp., 25'. F. 3,150. B. Argyrol. Conjonctivite de l'œil gauche ayant débuté le 8e jour. Argyrol et lavages au MnO⁴K. Guérison complète 4 jours après.

139. I pare. OIGT. Acc. 15 mars. Rupt. des m. spt. préc. Durée du trav., 11 h. 20; de l'exp., 45'. M. 3,300. Etonné. Argyrol.

140. I pare. OIDT, leucorrhée. Acc. 27 mars. Rupt. des m. spt. préc. Durée du trav., 18 h. 5; de l'exp., 20'. M. 2,820. B. Argyrol.

141. VIII pare. OIDP, leucorrhée. Acc. 17 mars. Rupt. des m. spt. préc. Durée du trav., 4 h.; de l'exp., 35'. M. 3,760. B. Argyrol.

142. I pare. OIDP, leucorrhée intense. Acc. 27 mars. Rupt. des m. spt. temp. Durée du trav., 12 h.; de l'exp., 55'. M. 3,210. B. Argyrol.

143. I pare. OIGA, leucorrhée. Acc. 28 mars. Rupt. des m. spt. prém. Durée du trav., 5 h. 30; de l'exp., 30'. M. 2,700. B. Argyrol.

144. I pare. OIDP, leucorrhée abond. Ent. en trav. Acc. 28 mars. Rupt. des m. spt. temp. Durée du trav., 11 h.; de l'exp., 1 h. 35. F. 3,080. B. Argyrol.

145. III pare. AIDP, leucorrhée intense. Acc. 28 mars. Rupt. des m. artif, temp. Durée du trav., 8 h.; de l'exp. (?). F. Etonnée. Argyrol.

146. I pare. OIDA, leucorrhée abond., granulations. Acc. 30 mars. Rupt. des m. spt. préc. Durée du trav., 12 h. 35; de l'exp., 2 h. 10. M. 3,100. B. Argyrol.

147. I pare. OIGA, leucorrhée abond. Acc. 3 avril. Rupt. des m. artif. temp. Durée du trav., 11 h.; de l'exp., 2 h. 45. F. 3,150. B. Argyrol.

148. IV pare. OIGA, leucorrhée. Acc. 3 avril. Rupt. des m. spt. temp. Durée du trav., 15 h.; de l'exp., 10'. F. 3,500. B. Argyrol.

149. I pare. OIGA. Acc. 3 avril. Rupt. des m. artif. temp. Durée du trav., 35 h. 20.; de l'exp., 2 h. 30. M. 3,800. Etonné. Argyrol.

150. III pare. OIGA, leucorrhée. Acc. 7 avril. Rupt. des m. spt. préc. Durée du trav., 38 h. 5; de l'exp., 30'. F. 3,100. Etonnée. Gonflement des paupières supérieures. Argyrol. Bon.

151. I pare. OIGA, leucorrhée. Ent. en trav. Acc. 9 avril. Rupt. des m. spt. temp. Durée du trav. (?); de l'exp., 1 h. 10. M. 3,000. B. Argyrol.

152. I pare. OIDP, leucorrhée. Acc. 9 avril. Rupt. des m. artif. Durée du trav., 14 h. 5.; de l'exp., 35'. M. 3,350. B. Argyrol.

153. V pare. Acc. 9 avril. Rupt. des m. spt. temp. Durée du trav., 6 h. 20; de l'exp., 7'. F. 2,850. B. Argyrol.

154. I pare. OIDP, leucorrhée abond., granulations. Ent. en trav. Acc. 10 avril. Rupt. des m. spt. préc. Durée du trav., 18 h.; de l'exp., 1 h. 30. M. 2,530. B. Argyrol.

155. III pare. OIDT, leucorrhée abond., granulations. Ent. en trav. Acc. 10 avril. Rupt. des m. spt. tard. Durée du trav., 9 h. 40; de l'exp., 30'. M. 3,250. Etonné. Argyrol. Gonflement des paupières à la naissance. Conjonctive un peu rouge. Conjonctivite de l'œil droit apparaissant le deuxième jour. Instillation d'Argyrol et lavages fréquents à MnO^4K. Guérison deux jours après.

156. I pare. OIDA, leucorrhée abond., granul. Acc. 10 avril. Rupt. des m. artif. temp. Durée du trav., 33 h. 58; de l'exp., 48'. F. 2,350. B. Argyrol.

157. II pare. OIGA, leucorrhée, granul. Acc. 14 avril. Rupt. des m. spt. prém. Durée du trav. (?); de l'exp. (?). M. 2,430. B. Argyrol.

158. II pare. OIGA, leucorrhée, granul. très nomb. Acc. 14 avril. Rupt. des m. spt. tard. Durée du trav., 7 h. 20; de l'exp., 10'. F. 3,830. Etonnée. Argyrol. Gonflement des paupières supérieures, conjonctive très rouge. Œdème persiste et augmente sensiblement dans les douze heures qui suivent la naissance. Ecoulement séro-purulent, qui persiste pendant trois jours : nouvelle instillation d'Argyrol et lavages fréquents à MnO^4K. Pendant trois jours, on fait deux instillations d'Argyrol dans les vingt-quatre heures. Les phénomènes inflammatoires augmentent sensiblement, et l'écoulement séreux devient purulent ; l'enfant est alors portée à l'Hôtel-Dieu, dans la clinique ophtalmologique, tous les

matins. Traitement : lavage a MnO^4K et cautérisation au nitrate d'argent.

Les 27, 28, 29 avril, on fait trois cautérisations par jour au nitrate d'argent.

Le 30 avril, 1er, 2 mai, on fait une cautérisation par jour au nitrate d'argent.

Les 3, 4, 5, 6 mai, instillation d'Argyrol à 0,25 p. 100 et lavages fréquents à MnO^4K.

Amélioration assez rapide. Œdème, rougeur et suppuration ont à peu près disparu.

A partir du 6 mai, on diminue les lavages à MnO^4K. On fait trois instillations au sulfate de zinc dans les vingt-quatre heures. Il n'existe plus qu'un très léger écoulement séreux.

Le 14 mai, survient une nouvelle poussée : rougeur du bord libre des paupières et légère augmentation dans l'écoulement séreux. On recommence les lavages fréquents à MnO^4K, et on continue les instillations au sulfate de zinc, 0,10 centigrammes pour 0,10 centimètres cubes d'eau bouillie.

Le 16 mai, très notable amélioration. Guérison.

159. I pare. OIGA, leucorrhée granul. Acc. 15 avril. Rupt. des m. artif. temp. Durée du travail., 6 h; de l'exp., 10'. F. 2,800. B. Argyrol.

160. I pare. OIGA, leucorrhée. Ent. en trav. Acc. 17 avril. Rupt. des m. spt. préc. Durée du trav., 13 h. 30; de l'exp., 30'. F. 2,670. B. Argyrol.

161. X pare. OIGA Acc. 20 avril. Rupt. des m. spt. prém. Durée du trav. (?) de l'exp. (?); M. 1,980. B. Argyrol.

162. II pare. OIGA. Ent. en trav. Acc. 21 avril. Rupt.

des m. artif. temp. Durée du trav., 3 h. 30; de l'exp., 12'. F. 3,300. B. Argyrol.

163. I pare. OIDP. Acc. 23 avril. Rupt. des m. spt. temp. Durée du trav., 16 h.; exp. Forceps. F. 2,530. B. Argyrol.

164. I pare. OIGA, leucorrhée, granulat. Acc. 23 avril. Rupt. des m. spt. temp. Durée du trav., 14 h. 10; de l'exp., 20'. F. 3,340. B. Argyrol.

165. I pare. OIGA. Ent. en trav. Acc. 24 avril. Rupt. des m. spt. prém. Durée du trav., 4 h.; de l'exp., 60'. M. 3,070. B. Argyrol.

166. II pare. OIGA, leucorrhée. Acc. 29 avril. Rupt. des m. spt. temp. Durée du trav., 6 h. 20; de l'exp., 10'. M. 3,400. B. Argyrol.

167. III pare. OIDP. Ent. en trav. Acc. 1er mai. Rupt. des m. spt. temp. Duré du trav. (?); de l'exp., 5'. F. 2,600. B. Argyrol.

168. I pare. OIGA. Ent. en trav. Acc. 3 mai. Rupt. des m. spt. temp. Durée du trav., 14 h.; de l'exp., 2 h. F. 3,400. Etonnée. Argyrol.

169. II pare. OIGA, leucorrhée. Ent. en trav. Acc. 4 mai. Rupt. des m. spt. temp. Durée du trav., 3 h. 30; de l'exp., 2'. M. 3,420. B. Argyrol.

170. I pare. OIGA, leucorrhée abond. Ent. en trav. Acc. 4 mai. Rupt. des m. spt. temp. Durée du trav. (?); de l'exp., 30'. M. 3,280. B. Argyrol.

171. I pare. OIDP, leucorrhée abond., granulat. Acc. 16 mai. Rupt. des m. spt. préc. Durée du trav., 21 h.; de l'exp., 30'. F. 2,850. B. Argyrol.

172. I pare. OIGA, leucorrhée abond. Ent. en trav. Acc. 17 mai. Rupt. des m. spt. préc. Durée du trav., 24 h.; de l'exp., 15'. M. 2,600. B. Argyrol.

173. I pare. OIGA, leucorrhée, granulat. Acc. le 19 mai. Rupt. des m. spt. préc. Durée du trav., 20 h. 35 ; de l'exp., 3 h. 5. F. 3,420. Etonnée. Argyrol.

174. II pare. OIDP, leucorrhée. Acc. 21 mai. Rupt. des m. spt. temp. Durée du trav., 4 h. 35 ; de l'exp., 15'. M. 3,010. B. Argyrol.

175. I pare. OIGA, leucorrhée. Acc. 21 mai. Rupt. des m. spt. temp. Durée du trav., 10 h. 7; de l'exp., 52'. F. 3,450. B. Argyrol.

176. I pare. OIGA. Ent. en trav. Acc. 22 mai. Rupt. des m. spt. prém. Durée du trav., 11 h. 15 ; de l'exp., 30'. M. 3,420. B. Argyrol.

177. II pare. OIGA, leucorrhée. Ent. en trav. Acc. 24 mai. Rupt. des m. spt. temp. Durée du trav. (?); de l'exp., 2 h. 25. M. 3,200. B. Argyrol.

178. II pare. OIGA. Acc. 24 mai. Rupt. des m. spt. prém. Durée du trav., 6 h.; de l'exp., 15'. M. 2,500. B. Argyrol.

179. I pare. OIGA, leucorrhée. Acc. 27 mai. Rupt. des m. artif. Durée du trav., 14 h.; de l'exp., 15'. F. 3,400. B. Argyrol.

180. X pare. OIDP. Acc. 1er juin. Rupt. des m. spt. prém. Durée du trav. (?); de l'exp. (?). M. 2,220. B. Argyrol.

181. I pare. OIGA. Acc. 5 juin. Rupt. des m. artif. Durée du trav., 8 h. 20 ; de l'exp., 1 h. F. 3,300. B. Argyrol.

182. I pare. OIGA, leucorrhée abond. Acc. 5 juin. Rupt. des m. spt. prém. Durée du trav., 14 h. 25 ; de l'exp., 38'. F. 2,530. B. Argyrol.

183. II pare. OIDP, leucorrhée. Ent. en trav. Acc.

7 juin. Rupt. des m. artif. temp. Durée du trav., 4 h. 10; de l'exp., 6'. F. 3,130. B. Argyrol.

184. I pare. OIGA, leucorrhée. Acc. 9 juin. Rupt. des m. spt. préc. Durée du trav., 6 h. 30; de l'exp., 15'. M. 3,050. B. Argyrol. Conjonctivite de l'œil gauche le 6e jour. Instillation d'Argyrol et lavages fréquents au MnO^4K. Sort le 21 juin, guéri.

185. III pare. OIDP, leucorrhée. Acc. 11 juin. Rupt. des m. spt. prém. Durée du trav., 8 h.; de l'exp., 4'. F. 3,060. B. Argyrol.

186. II pare. OIGA, leucorrhée. Ent. en trav. Acc. 12 juin. Rupt. des m. artif. temp. Durée du trav., 7 h. 25; de l'exp., 25'. F. 3,340. B. Argyrol.

187. I pare. SIGA, leucorrhée, granulat. Acc. 14 juin. Rupt. des m. spt. prém. Durée du trav., 21 h. 34; de l'exp., 8'. F. 3,700. Mort apparente. Argyrol.

188. VI pare. OIGA, leucorrhée. Ent. en trav. Acc. 14 juin. Rupt. des m. spt. temp. Durée du trav., 7 h. 35; de l'exp., 7'. M. 3,200. B. Argyrol.

189. IV pare. OIDP, leucorrhée. Ent. en trav. Acc. 16 juin. Rupt. des m. spt. préc. Durée du trav. 2 h.; de l'exp., 15'. M. 4,140. B. Argyrol.

190. II pare. OIGA, leucorrhée abond., granulat. Acc. 18 juin. Rupt. des m. spt. temp. Durée du trav., 6 h. 40; de l'exp., 20'. F. 3,500. B. Argyrol.

191. I pare. OIGA, leucorrhée abond. Acc. 18 juin. Rupt. des m. spt. temp. Durée du trav., 12 h.; de l'exp., 1 h. 15. F. 3,150. B. Argyrol.

192. I pare. OIDP, leucorrhée. Ent. en trav. Acc. 19 juin. Rupt. des m. artif. Durée du trav., 11 h. 48; de l'exp., 12'. F. 3,270. B. Argyrol.

193. II pare. OIDP, leucorrhée. Ent. en trav. Acc. 20 juin. Rupt. des m. spt. temp. Durée du trav., 7 h. 20 ; de l'exp., 10'. F. 3,510. B. Argyrol.

194. I pare. OIGA. Ent. en trav. Acc. 22 juin. Rupt. des m. artif. tard. Durée du trav., 21 h. 15 ; de l'exp., 1 h. 45. F. 3,350. B. Argyrol.

195. IV pare. OIGA. Acc. 23 juin. Rupt. des m. spt. temp. Durée du trav., 5 h. 15; de l'exp., 5'. M. 3,650. B. Argyrol.

196. I pare. OIDP, leucorrhée. Ent. en trav. Acc. 26 juin. Rupt. des m. spt. temp. Durée du trav., 12 h. 20; de l'exp., 15'. F. 3,350. Conjonctivite à la naissance, rougeur de la conjonctive, léger gonflement des paupières. Argyrol et lavages fréquents au MnO^4K pendant les trois premiers jours. Guérison.

197. I pare. OIDP, leucorrhée. Acc. 27 juin. Rupt. des m. spt. prém. Durée du trav., 11 h. 15; de l'exp., 2'. M. 3,270. B. Argyrol.

198. I pare. OIGA, leucorrhée abond. Acc. 27 juin. Rupt. des m. spt. préc. Durée du trav., 15 h. 12 ; de l'exp., 42'. M. 3,010. B. Argyrol.

199. III pare. OIGP, leucorrhée abond. Acc. 28 juin. Rupt. des m. spt. préc. Durée du trav., 2 h. 45 ; de l'exp., 46'. M. 3,270. B. Argyrol.

200. V pare. OIDP, leucorrhée abond. Acc. 28 juin. Rupt. des m. spt. préc. Durée du trav., 6 h.; de l'exp., 15'. F. 2,850. B. Argyrol. Paupières épaissies à la naissance. Conjonctive très rouge. Le lendemain, les paupières sont plus gonflées. On fait des lavages fréquents au MnO^4K et deux instillations d'Argyrol le premier jour. Le 2e et le 3e jour,

sérosité et rougeur très marquée des paupières; trois instillations d'Argyrol dans les vingt-quatre heures. Le 4e jour, l'œil gauche est à peu près guéri; le droit présente encore du gonflement. On continue le même traitement. Le 5 juillet, la guérison est complète.

201. IV pare. OIDP, leucorrhée. Acc. 30 juin. Rupt. des m. spt. prém. Durée du trav., 5 h. 30; de l'exp., 20'. F. 2,330. Etonnée. Argyrol.

202. II pare. OIGA, leucorrhée. Acc. 30 juin. Rupt. des m. spt. prém. Durée du trav., 13 h.; de l'exp., 2'. F. 2,950. B. Argyrol.

203. V pare. OIGA. Ent. en trav. Acc. 3 juillet. Rupt. des m. spt. tard. Durée du trav., 5 h. 10; de l'exp., 1 h. F. 3,530. B. Argyrol.

204. II pare. OIGA, leucorrhée. Acc. 3 juillet. Rupt. des m. artif. Durée du trav., 4 h. 25; de l'exp., 10'. F. 3,070. Etonnée. Léger gonflement des paupières à la naissance et rougeur de la conjonctive. On fait des lavages fréquents au MnO^4K et instillation d'Argyrol. Le lendemain, on fait une 2e instillation d'Argyrol. Le même traitement est suivi pendant les trois premiers jours. Guérison.

205. I pare. OIDP. Acc. 5 juillet. Rupt. des m. spt. temp. Durée du trav., 7 h. 35; de l'exp., 1 h. 5. F. 3,230. B. Argyrol.

206. III pare. OIGA, leucorrhée, granulat. Acc. 14 juillet. Rupt. des m. spt. prém. Durée du trav. (?); de l'exp., 2 h. 5. Forceps. F. 3,080. Etonnée. Argyrol.

207. II pare. OIDP, leucorrhée. Ent. en trav. Acc. 16 juillet. Rupt. des m. artif. Durée du trav. (?); de l'exp., 20'. F. 3,570. B. Argyrol.

208. I pare. MIDP, leucorrhée abond. Acc. 16 juin. Rupt. des m. spt. préc. Durée du trav., 6 h. 30; de l'exp., 20'. M. 3,470. Etonné. Argyrol.

209. I pare. OIDP. Acc. 18 juillet. Rupt. des m. spt. prém. Durée du trav., 5 h. 50; de l'exp., 2 h. 15. M. 3,250. B. Argyrol.

210. III pare. OIGA, leucorrhée. Acc. 23 juillet. Rupt. des m. spt. prém. Durée du trav., 4 h. 15; de l'exp., 5'. M. 3,700. B. Argyrol.

211. IV pare. OIGA, leucorrhée. Ent. en trav. Acc. 24 juillet. Rupt. des m. spt. prém. Durée du trav., 1 h. 30; de l'exp., 5'. M. 3,520. B. Argyrol.

212. I pare. OIGA, leucorrhée. Ent. en trav. Acc. 26 juillet. Rupt. des m. spt. préc. Durée du trav. (?); de l'exp., 25'. M. 2,940. B. Argyrol.

213. I pare. OIGA, leucorrhée abond. Acc. 27 juillet. Rupt. des m. spt. temp. Durée du trav., 13 h. 15; de l'exp., 42'. M. 2,630. B. Argyrol.

214. I pare OIGA, leucorrhée. Acc. 28 juillet. Rupt. des m. spt. prém. Durée du trav. (?); de l'exp., 53'. M. 3.160. B. Argyrol.

215. I pare. OIGA, leucorrhée. Ent. en trav. Acc. 29 juillet. Rupt. des m. spt. prém. Durée du trav. (?); de l'exp., 1 h. 48. F. 2,850. B. Paupière de l'œil gauche présente du gonflement à la naissance. La conjonctive est rouge. Savonnage et lavage au sublimé. Instillation d'Argyrol. Le lendemain, les phénomènes inflammatoires sont accentués. On fait des lavages fréquents au MnO^4K et deux instillations d'Argyrol. Le troisième jour, guérison.

216. II pare. OIGA, leucorrhée. Acc. 31 juillet.

Rupt. des m. spt. temp. Durée du trav., 10 h.; de l'exp., 25'. M. 3,870. B. Argyrol.

217. III pare. OIGA, leucorrhée. Ent. en trav. Acc. 3 août. Rupt. des m. spt. temp. Durée du trav. (?); de l'exp., 10'. M. 3,440. B. Argyrol.

218. I pare. OIDP, leucorrhée. Ent. en trav. Acc. 9 août. Rupt. des m. spt. prém. Durée du trav., 22 h.; de l'exp., 1 h. 30. F. 2,500. B. Argyrol.

219. II pare. OIDP, leucorrhée abond. Ent. en trav. Acc. 10 août. Rupt. des m. spt. temp. Durée du trav., 19 h. 7; de l'exp., 22'. F. 4,110. B. Argyrol.

220. II pare. OIGA, leucorrhée abond., granulat. Acc. 17 août. Rupt. des m. spt. prém. Durée du trav., 4 h. 58; de l'exp., 24'. F. 3,400. B. Argyrol.

221. I pare. OIDP, leucorrhée. Acc. 21 août. Rupt. des m. spt. temp. Durée du trav., 14 h.; de l'exp., 57'. F. 2,380. B. Argyrol.

222. I pare. OIDP, leucorrhée. Ent. en trav. Acc. 21 août. Rupt. des m. spt. prém. Durée du trav. (?); de l'exp., 48'. F. 2,890. B. Argyrol.

223. I pare. OIGA, leucorrhée abond., granulat. Acc. 21 août. Rupt. des m. artif. tard. Durée du trav., 6 h. 47; de l'exp., 1 h. F. 3,130. B. Argyrol.

224. II pare. OIGA, leucorrhée. Acc. 23 août. Rupt. des m. spt. prém. Durée du trav. (?); de l'exp., 30'. M. 3,120. Etonné. Argyrol.

225. I pare. OIGA. Ent. en trav. Acc. 23 août. Rupt. des m. spt. prém. Durée du trav., 16 h. 20; de l'exp., 40'. M. 3,000. B. Argyrol.

226. I pare. OIGA, leucorrhée. Ent. en trav. Acc. 24 août. Rupt. des m. spt. temp. Durée du trav., 11 h.; de l'exp., 58'. M. 3,800. B. Argyrol.

227. I pare. OIGA. Acc. 25 août. Rupt. des m. spt. préc. Durée du trav., 11 h. 45; de l'exp., 5'. M. 2,810. B. Argyrol.

228. I pare. OIDT, leucorrhée. Acc. 27 août. Rupt. des m. spt. préc. Durée du trav., 15 h. 50; de l'exp., 10'. M. 2,710. B. Argyrol.

229. III pare. OIGA, leucorrhée. Acc. 28 août. Rupt. des m. spt. prém. Durée du trav., 4 h. 12; de l'exp., 2'. M. 2,970. B. Argyrol.

230. I pare. OIGA. Acc. 29 août. Rupt. des m. spt. temp. Durée du trav. (?); de l'exp., 1 h. 14. F. 2,630. Etonnée. Argyrol. Conjonctivite très légère ayant apparu le 6e jour. Traitement : Lavages au MnO^4K et une instillation d'Argyrol dans les vingt-quatre heures pendant deux jours. Guérison.

231. I pare. OIGA, leucorrhée abond. Ent. en trav. Acc. 29 août. Rupt. des m. spt. temp. Durée du trav., 10 h. 6; de l'exp., 36'. M. 2,920. B. Argyrol. Conjonctivite double à forme légère, apparue le 8e jour. Traitement : Lavages à MnO^4K et instillation d'Argyrol pendant deux jours. Guérison.

232. II pare. OIGA. Acc. 30 août. Rupt. des m. spt. prém. Durée du trav. (?) Forceps. M. 3,970. B. Argyrol.

233. I pare. OIDP, leucorrhée abond. Acc. 2 sept. Rupt. des m. spt. temp. Durée du trav., 9 h. 5; de l'exp., 1 h. F. 3,060. B. Argyrol.

234. II pare. OIGA, leucorrhée abond. Ent. en trav. Acc. 3 sept. Rupt. des m. spt. tard. Durée du trav. (?); de l'exp., 5'. F. 3,600. B. Argyrol.

235. I pare. OIDP. Acc. 4 sept. Rupt. des m. spt. préc. Durée du trav., 32 h.; de l'exp., 2 h. 40. F. 3,080. B. Argyrol.

236. II pare. OIDT. Acc. 4 sept. Rupt. spt. préc. Durée du trav. (?); de l'exp., 2 h. 30. Forceps. F. 3,380. B. Conjonctivite de l'œil gauche le second jour. Traitement : Lavages fréquents à MnO^4K et deux instillations d'Argyrol par jour. Guérison le 5e jour.

237. III pare. OIDP, leucorrhée abond. Ent. en trav. Acc. 4 sept. Rupt. des m. artif. temp. Durée du trav. (?); de l'exp., 4'. F. 2,130. B. Argyrol.

238. III pare. OIGA. Ent. en trav. Acc. 5 sept. Rupt. des m. spt. prém. Durée du trav. (?); de l'exp., 10'. M. 2,420. B. Argyrol.

239. II pare. OIGA. Acc. 7 sept. Rupt. des m. spt. temp. Durée du trav. 1 h.; de l'exp., 8'. M. 4,300. B. Argyrol.

240. II pare. OIGA. Acc. 7 sept. Rupt. des m. spt. temp. Durée du trav., 8 h.; de l'exp., 15'. M. 3,850. B. Argyrol.

241. II pare. OIGA, leucorrhée abond., granulat. Acc. 9 sept. Rupt. des m. spt. temp. Durée du trav., 4 h.; de l'exp., 4'. F. 3,380. B. Argyrol.

242. II pare. OIGA, leucorrhée abond. Acc. 9 sept. Rupt. des m. spt. temp. Durée du trav., 7 h.; de l'exp., 4'. F. 2,190. B. Argyrol. Conjonctive sensiblement rouge à la naissance. Le lendemain, on constate une ophtalmie purulente. On fait une instillation d'Argyrol. Lavages fréquents au MnO^4K. Deux instillations d'Argyrol par vingt-quatre heures. Guérison le 6e jour.

243. II pare. OIGA, leucorrhée. Acc. 10 sept. Rupt. des m. spt. temp. Durée du trav. (?); de l'exp., 1 h. 15. M. 3,330. B. Argyrol.

244. II pare. OIGA, leucorrhée. Acc. 11 sept. Rupt. des m. spt. préc. Durée du trav., 1 h. 30; de l'exp., 2'. M. 2,830. Etonné. Argyrol.

245. I pare. OIGA, leucorrhée, granulat. Acc. 14 sept. Rupt. des m. spt. temp. Durée du trav., 3 h.; de l'exp., 35'. M. 3,110. B. Conjonctive des yeux, rouge à la naissance. Pas de gonflement des paupières. Le lendemain, écoulement d'un liquide citrin, paupières très gonflées. On fait des lavages fréquents à l'eau bouillie et trois instillations d'Argyrol dans les vingt-quatre heures. Comme l'état persiste, l'enfant est porté à la clinique ophtalmologique. On fait faire deux instillations d'Argyrol et des lavages à l'eau bouillie. Après deux jours de ce traitement, on met de la pommade jaune. Il n'a pas de suppuration, mais la conjonctive est toujours très rouge; les paupières sont œdématiées. Guérison.

246. II pare. OIDP, leucorrhée intense, granulat. Acc. 15 sept. Rupt. des m. spt. temp. Durée du trav., 2 h. 20; de l'exp., 20'. M. 3,570. B. Argyrol. Paupières épaissies à la naissance, la supérieure dépassant de beaucoup l'inférieure. Conjonctive très rouge. On fait des lavages fréquents à MnO^4K et deux instillations d'Argyrol dans les vingt-quatre heures. Le 3e jour, l'enfant ouvre les yeux; les paupières se sont amincies et la rougeur a presque totalement disparu. Guérison le 4e jour.

247. III pare. OIGA. Acc. 15 sept. Rupt. des m.

spt. temp. Durée du trav., 12 h.; de l'exp., 30'. M. 3,640. Etonné. Argyrol.

248. V pare. OIGA. Acc. 15 sept. Rupt. des m. spt. préc. Durée du trav., 12 h.; de l'exp., 15'. F. 3,700. B. Argyrol.

249. II pare. OIGA, leucorrhée. Acc. 16 sept. Rupt. des m. spt. temp. Durée du trav., 14 h.; de l'exp., 10'. M. 2,260. B. Argyrol.

250. VII pare. OIGA. Acc. 21 sept. Rupt. des m. spt. prém. Durée du trav., 7 h.; de l'exp., 5'. M. 2,650. B. Argyrol.

251. I pare. OIGA, leucorrhée. Acc. 22 sept. Rupt. des m. spt. préc. Durée du trav., 6 h.; de l'exp., 5'. M. 3,700. B. Argyrol.

252 III pare. OIDP, leucorrhée. Acc. 26 sept. Rupt. des m. spt. temp. Durée du trav., 5 h.; de l'exp., 1 h. F. 2,580. B. Argyrol. Conjonctive des yeux un peu rouge à la naissance; paupières légèrement gonflées. Le lendemain, on fait deux instillations d'Argyrol à l'œil gauche et une à l'œil droit. On fait également quatre lavages à l'eau bouillie. Le 3e jour, l'amélioration est sensible, et on continue les lavages à l'eau bouillie; on fait également une instillation d'Argyrol à l'œil gauche. Le 4e jour, guérison.

253. III pare. OIGA, leucorrhée intense, granulat. Acc. 27 sept. Rupt. des m. spt. préc. Durée du trav. (?); de l'exp., 5'. F. 2,310. B. Argyrol. A la naissance, conjonctive rouge. Bords de la paupière supérieure très épais, dépassant de beaucoup la paupière inférieure. Le lendemain, légère accentuation des symptômes. On fait une deuxième

instillation d'Argyrol et des lavages à l'eau bouillie. Le 3e jour, même traitement. Il n'y a pas de sécrétion, mais la conjonctive est toujours rouge. Le 4e jour, guérison.

254. V pare. OIGA. Ent. en trav. Acc. 28 sept. Rupt. des m. spt. prém. Durée du trav., 4 h. 20; de l'exp., 1 h. 35. M. 2,450. B. Argyrol.

255. VI pare. OIGA, leucorrhée. Acc. 1er oct. Rupt. des m. spt. prém. Durée du trav., 3 h.; de l'exp., 15'. M. 3,220. B. Argyrol.

256. II pare. OIGA, leucorrhée abond. Ent. en trav. Acc. 2 oct. Rupt. des m. spt. prém. Durée du trav., 5 h. 30; de l'exp., 20'. M. 2,660. B. Argyrol.

257. II pare. OIGA, leucorrhée abond. Ent. en trav. Acc. 3 oct. Rupt. des m. spt. temp. Durée du trav., (?); de l'exp., 8'. M. 2,630. Etonné. Argyrol.

258. III pare. OIGA, leucorrhée. Ent. en trav. Acc. 7 oct. Rupt. des m. spt. tard. Durée du trav., 2 h. 45; de l'exp., 5'. F. 3,210. B. Argyrol.

259. III pare. OIGA, leucorrhée. Acc. 7 oct. Rupt. des m. spt. temp. Durée du trav., 3 h.; de l'exp., 15'. F. 3,400. B. Argyrol.

260. III pare. OIGA, leucorrhée. Acc. 10 oct. Rupt. des m. spt. préc. Durée du trav., 7 h. 30; de l'exp., 1 h. M. 4,010. B. Argyrol.

261. III pare. OIDP. Acc. 10 oct. Rupt. des m. spt. prém. Durée du trav., 3 h. 15; de l'exp., 5'. M. 3,000. B. Argyrol.

262. II pare. OIDP. Acc. 12 oct. Rupt. des m. spt. prém. Durée du trav., 6 h. 40; de l'exp., 20'. M. 2,850. B. Argyrol.

263. I pare. OIGA, leucorrhée abond. Acc. 13 oct.

Rupt. des m. spt. temp. Durée du trav., 24 h.; de l'exp., 2 h. F. 2,980. B. Argyrol.

264. VI pare. OIGA. Ent. en trav. Acc. 15 oct. Rupt. des m. spt. préc. Durée du trav., 3 h. 30; de l'exp., 10'. M. 3,180. B. Argyrol. Opacité de toute la cornée aux deux yeux, constatée à la naissance. Œdème généralisé des paupières. Conjonctive un peu rouge, surtout à l'œil gauche. Celui-ci présente la paupière supérieure épaissie et empiétant sur l'inférieure. Le lendemain, 16 octobre, il y a gonflement des paupières, surtout à l'œil gauche. On fait une seconde instillation d'Argyrol et on porte l'enfant à la clinique ophtalmologique, surtout à cause de l'opacité de la cornée. On fait le diagnostic à peu près probable de *Keratoglobe*. On ne fait pas de traitement pour la conjonctivite, on surveille de près.

Le 17, le gonflement de la paupière gauche est considérable; il y a un peu de sérosité. On porte l'enfant à la clinique ophtalmologique. Il n'y a pas de gonocoque. Instillation d'Argyrol et aussi de nitrate d'argent. Pendant la journée, on met, en deux ou trois fois, des compresses humides sur l'œil. Guérison de la conjonctivite.

265. II pare. OIDA, leucorrhée. Ent. en trav. Acc. 16 oct. Rupt. des m. artif. tard. Durée du trav., 4 h.; de l'exp., 5'. F. 2,730. B. Argyrol.

266. IV pare. OIGA, leucorrhée. Ent. en trav. Acc. 22 oct. Rupt. des m. spt. temp. Durée du trav., 6 h.; de l'exp., 2 h. 15. F. 3,340. Etonnée. Argyrol.

267. II pare. OIGA, leucorrhée. Acc. 1er nov. Rupt.

des m. spt. prém. Durée du trav., 26 h.; de l'exp., 30'. F. 2,780. B. Argyrol.

268. I pare. OIGA. Acc. 1er nov. Rupt. des m. spt. temp. Durée du trav., 21 h. 30; de l'exp., 1 h. 10. M. 3,180. B. Argyrol.

269. II pare. OIGA, leucorrhée abond., granulat. Acc. 3 nov. Rupt. des m. spt. temp. Durée du trav., 5 h.; de l'exp., 20'. M. 3,720. B. Argyrol.

270. II pare. OIGA, leucorrhée abond., granulat. Acc. 3 nov. Rupt. des m. spt. prém. Durée du trav. (?); de l'exp., 15'. M. 3,480. B. Argyrol.

271. I pare. OIDP, leucorrhée abond., granulat. Acc. 3 nov. Rupt. des m. spt. prém. Durée du trav., 18 h. 25; de l'exp., 15'. M. 2,800. B. Argyrol.

272. I pare. OIDT. Acc. 9 nov. Rupt. des m. artif. temp. Durée du trav., 16 h. 30; de l'exp., 2 h. 2. M. 2,920. B. Argyrol.

273. I pare. OIGA, leucorrhée abond. Acc. 9 nov. Rupt. des m. spt. préc. Durée du trav., 8 h.; de l'exp., 1 h. 5. F. 3,380. Etonnée. Argyrol.

274. II pare. OIGA. Ent. en trav. Acc. 9 nov. Rupt. des m. spt. temp. Durée du trav. (?); de l'exp., 5'. F. 3,260. B. Argyrol.

275. I pare. OIGA. Ent. en trav. Acc. 10 nov. Rupt. des m. artif. Durée du trav. (?); de l'exp., 25'. F. 2,700. B. Argyrol.

276. V pare. OIGA. Ent. en trav. Acc. 11 nov. Rupt. des m. artif. Durée du trav., 17 h.; de l'exp., 30'; M. 3,330. B. Argyrol.

277. II pare. OIDT, leucorrhée. Acc. 12 nov. Rupt. des m. artif. temp. Durée du trav., 26 h. 30; Exp., Forceps. M. 2,970. Etonné. Argyrol.

278. V pare. OIDP. Acc. 13 nov. Rupt. des m. spt. temp. Durée du trav., 21 h.; de l'exp., 40'. M. 3,800. B. Argyrol.

279. I pare. OIGA. Ent. en trav. Acc. 13 nov. Rupt. des m. artif. temp. Durée du trav. (?); de l'exp., 2 h. 15. F. 2,620. Etonnée. Argyrol.

280. I pare. OIDP. Ent. en trav. Acc. 13 nov. Rupt. des m. spt. temp. Durée du trav., 15 h. 30; de l'exp., 15'. M. 2,160. B. Argyrol.

CONCLUSIONS

I. — Nous avons montré la nécessité absolue de l'antisepsie obstétricale de la mère et de l'enfant.

II. — Nous avons vu quels étaient les inconvénients des différents médicaments employés comme prophylactiques des conjonctivites chez les nouveau-nés.

III. — Notre étude sur l'*Argyrol*, et notre statistique des enfants traités par ce médicament, nous amènent à conclure à la grande valeur de l'*Argyrol* comme prophylactique des conjonctivites chez les nouveau-nés.

IV. — La solution qui nous paraît efficace et suffisante est la solution à 20 p. 100.

INDEX BIBLIOGRAPHIQUE

ABADIE. — L'ophtalmie purulente des nouveau-nés, complications provoquées par les traitements intempestifs (Clinique opht., n° 4, p. 9, an. 1896).

— Sur la manière de pratiquer les cautérisations dans le traitement de l'ophtalmie purulente (Clinique opht., n° 45, p. 68, 1895).

ARCHINKOFF. — Contribution à l'étude du bleu de méthylène.

AUDEBERT. — De l'infection amniotique (Extrait des Archives médicales de Toulouse, n^os des 15 mars, 1er et 15 avril 1905).

A.-C. BARNES. — Des lois scientifiques qui régissent l'action thérapeutique des sels d'argent (Clinique opht., n° 10, octobre 1903).

BUDIN. — Du traitement prophylactique de l'ophtalmie des nouveau-nés par le nitrate d'argent en solution faible à 1 p. 150 (Progrès méd., 19 janvier 1895, n° 3).

CHARLES (N). — Cours d'accouchements donnés à la Maternité de Liège.

CHARTRES (Edouard). — Contribution à l'étude de l'ophtalmie purulente des nouveau-nés (Revue obst. intern., n° 81, 21 mars 1897).

***. — Ophtalmie des nourrissons (Journ. Courr. méd., 3 octobre 1895, n° 40, p. 319).

CLÉMENT-LUCAS. — Des arthropathies consécutives à l'ophtalmie purulente chez les enfants (Soc. de méd. et de chir. de Londres, 24 janv. 1899, n° 4).

CRAMER. — Le catarrhe oculaire consécutif à l'emploi de la méthode de Crédé (Centralb. f. Gynœk, n° 9).

CHRISTIAN (H.-M.). — Etude clinique d'un nouveau sel d'argent pour le traitement de la gonorrhée.

DAPHNIS. — Etude sur la vulvo-vaginite chez la jeune fille.

DARIER. — Nouveaux sels d'argent indolores, leur supériorité sur le trop caustique nitrate d'argent (Clinique opht., n° 2, 25 janvier 1905).

— Deux nouvelles préparations d'argent absolument indolores : Argyrol, Collargol ; leurs indications en thérapeutique oculaire (Clinique opht., n° 8, 25 avril 1903).

EVERSBUSCH (d'Erlangen). — De l'ésérine dans le traitement de l'ophtalmie des nouveau-nés (Rev. obst. intern., 1er avril 1897, n° 82).

FUCHS. — Manuel d'Ophtalmologie.

FÜRST. — De la prophylaxie et du traitement de l'ophtalmoblennorrhée (Fortschr. der med., 1898, Heft 4).

GLEASON (de Philadelphie). — Une amélioration dans le traitement externe des maladies de la gorge, du nez et de l'oreille.

HOOR. — Des grandes irrigations de Kalt dans le traitement de l'ophtalmie purulente (Centralb. f. Augenh, août 1896).

JUAN SANTOS FERNANDEZ (de la Havane). — L'ophtalmie purulente des nouveau-nés dans l'île de Cuba (Soc. d'opht., 5 avril 1898).

KALT. — Traitement de l'ophtalmie purulente par les grands lavages au permanganate de chaux (Quinz. méd., 1er déc. 1895, p. 6).

KEYES (Edward). — Argyrol (Washington Medical Annals, mai 1903).

LEDERMAN (de New-York). — Rapport clinique sur l'emploi de l'Argyrol (argent vitellin) dans les maladies du nez, de la gorge et de l'oreille.

MORAX. — Recherches bactériologiques sur l'étiologie des conjonctivites aiguës (Thèse de Paris, 1894).

PROUST et BROUARDEL. — Instruction prophylactique relative à l'ophtalmie des nouveau-nés (Comité consultatif d'hygiène publique de France).

PURDY. — Un nouveau sel d'argent pour le traitement de la blennorrhagie.

RICHARD D'AULNAY. — Le bleu de méthylène comme traitement des diverses maladies infectieuses et particulièrement de la vaginite purulente d'origine blennorrhagique (Bull. gén. de thérap., 1893, p. 396).

Robin (Albert). — Traité de thérapeutique appliquée.

Romiée. — De l'ophtalmie purulente des nouveau-nés (Clinique opht., janvier).

Sauvineau. — Le nitrate d'argent et les nouveaux traitements de l'ophtalmie des nouveau-nés (Revue de thérapeutique médico-chirurgicale, n° 1, janvier 1895).

H. de Stella. — Rhinite gonococcique chez l'enfant (Belgique méd., 26 janv. 1899).

Tarnier. — Ophtalmie des nouveau-nés (Leçon, 29 déc. 1894).

Uhthoff. — Sur la bactériologie des inflammations de la cornée et de la conjonctive (C. r. du Congrès de Moscou, août 1897, section d'ophtal.).

Van den Berg. — Du danger des lotions au sublimé et des attouchements au nitrate d'argent, comme méthode prophylactique chez les nouveau-nés (Presse méd. belge, oct. 1895).

Vian. — Des solutions concentrées de permanganate de potasse dans le traitement de l'ophtalmie purulente chez le nouveau-né et chez l'adulte (Congrès de Paris, année 1897).

Vignes. — Traitement de l'ophtalmie purulente des nouveau-nés (Prog. méd., 13 juillet 1895, n° 28).

Wecks. — The pathogenie microbe of accute catarrhal conjunctivitis (New-York, 1897).

Welander. — Contribution à l'étude de la transmission des gonocoques dans l'ophtalmoblennorrhée (Wein. Klin., Rundschau, n° 52).

WHITESIDE (de Boston). — Traitement de l'urétrite blennorrhagique aiguë par des injections d'Argyrol.

ZIMMERMANN. — Etat actuel de la prophylaxie et de la thérapeutique de l'ophtalmoblennorrhée des nouveau-nés (Vortrag., gehalten in œrzslich. Verein in Stuttgart, août 1897).

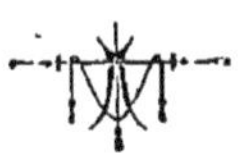

Toulouse. — Imp. J. FOURNIER, boulev. Carnot, 62.

www.ingramcontent.com/pod-product-compliance
Ingram Content Group UK Ltd.
Pitfield, Milton Keynes, MK11 3LW, UK
UKHW020202200726
13856UKWH00003B/1146

9 782013 053693